젊음은 나이가 아니라
호르몬이 만든다

젊음은 나이가 아니라 호르몬이 만든다

안철우 지음

Slow Aging

FIKA
LIFE

호르몬을 모르고 병들고 아픈 사람들에게

건강하게 천천히 나이 들고 싶다면, 지금 당장 호르몬을 점검하라!

"요즘 왜 이렇게 피곤하지?"

"마흔이 지나고부터 여기저기 안 아픈 곳이 없네."

"갑자기 팍 늙은 것 같은데, 왜 이럴까?"

"예전에는 다이어트가 쉬웠는데, 이젠 굶고 운동을 해도 살이 빠지질 않네."

우리는 이러한 몸의 신호를 일상적으로 느끼며 살고 있다. 유난히 컨디션이 안 좋고 이유 없이 짜증이 나는 날이 있는가 하면, 어쩐지 기분이 좋고 몸도 가뿐한 날이 있다. 예전에는 굶으면 몸무게가 확 줄었는데, 이제는 뭔 짓을 해도 살이 빠지질 않는다. 또 나이가 비슷해도 어떤 사람은 더 젊고 활기차 보이는가 하면, 어떤 사람은 항상 피곤하고 나이 들어 보이기도 한다. 이 모든 차이는 어디에서 오는 걸까? 비밀은 바로 '호르몬'에 있다.

호르몬을 한마디로 무엇이라 표현하면 좋을까? 호르몬은 우리 몸에서 분비하는 화학물질이다. 땀이나 타액, 소화액, 점액처럼 체내 도관을 통해 나오는 것을 외분비exocrine라고 하는데, 호르몬은 도관을 통하지 않고 각 기관에서 직접 합성해서 분비하기 때문에 내분비endocrine라고 한다. 일단 분비가 되면 혈관을 타고 목적지까지 정확히 이동한다. 그곳에서 몸에 딱 맞는 수용체와 결합하여 필요한 기능을 발휘하게 된다. 체온, 식욕, 성욕, 수면을 조절하는 생체시계의 역할, 성장, 기초 신진대사, 단백질 합성, 지방분해, 활성산소 제거, 면역력, 임신, 출산, 수유, 스트레스 대처, 감정조절 등, 인체가 스스로 해야 하는 모든 일들을 호르몬이 한다.

태어나서 죽을 때까지 우리 몸에서는 수많은 호르몬이 놀라운 하모니를 이루며 복잡하게 분비된다. 아이가 키가 쑥쑥 클 때도, 남녀가 첫눈에 반해 사랑에 빠질 때도, 어머니가 아기를 품에 안고 젖을 물릴 때도, 매일 밤 잠자리에 들 때도 몸속 호르몬들은 서로 협력하며 각자 자기가 맡은 역할을 한다.

젊었을 때는 이러한 여러 호르몬이 왕성하게 분비되며 서로 조화를 이룬다. 문제는 중년부터다. 인생에서 중년이란 그동안 청춘을 불사르며 치열하게 살아온 결과로 이제는 안정적인 울타리를 세우고 평온하게 살게 되는 시기다. 그런데 중년에 접어 들면서 몸 여기저기에 작은 균열이 생기기 시작한다. 그 균열을 미처 발견하지 못하고 지나친다면 무서운 쓰나미에 집 전체가 떠내려가는 일을 겪을지도 모른다. 건강의 위기란 이처럼 예고 없이 한순간에 들이닥친다. 건강을 한 번 잃고 나면 "소 잃고 외양간 고친다"는 속담처럼 뒤늦게 후회해도 소용없다.

하지만 우리에겐 판도라의 상자 같은 호르몬이라는 희망이 있다. 소 잃고 외양간 고치는 일이 없도록 호르몬은 우리에게 계속 신호를 보낸다. 이유 없이 피곤하거나 기분이 우울한 것, 갑자기 살이 찌고 빠지는 것 모두 호르몬 변화 때문일 가능성이 높다. 치료가 어려운 만성질환이나 성인병도 호르몬에서 치유의 해답을 찾을 수 있는 경우가 많다. 하지만 이 모든 게 호르몬과 연관이 있다는 걸 대부분의 사람들은 모른다.

"나이는 숫자에 불과하다"는 말은 마치 호르몬을 설명하기 위해 생긴 말 같다. 20~30대 못지않게 젊고 활기찬 50대가 있는가 하면, 실제 나이는 30대지만 신체 나이는 50대인 사람도 있다. 그 메커니즘을 알려주는 창이 바로 호르몬이다. 그래서 나는 실제 나이와 상관없이 호르몬의 나이를 젊게 유지하는 것이야말로 진정한 건강과 젊음을 지키는 열쇠라고 말하고 싶다. 몸의 실세이자 궁극의 지배자인 호르몬을 제대로 안다면 나이가 들어도 생기와 활력, 건강을 유지할 수 있다.

열 손가락 깨물어 안 아픈 손가락이 있을까? 몸속 호르몬도 어느 하나 중요하지 않은 것이 없다. 하지만 그중에서도 중년 이후의 건강과 활력에 가장 중요한 호르몬은 '인슐린, 성장 호르몬, 멜라토닌, 옥시토신'이다.

인슐린은 혈관을 건강하게 해줘서 몸속 대사 노화를 막아주고, 성장 호르몬은 얼굴과 신체의 노화를 억제한다. 멜라토닌은 면역력을 키워주고, 옥시토신은 정신의 노화를 막아준다. 그래서 나는 평생의 건강과 젊음을 지키고 싶다면, 이 네 가지 호르몬을 꼭 잡아야 한다고 자주 이야기한다.

이미 호르몬에 대한 책을 열 권이나 썼지만, 또 써야겠다고 결심한 이유는 아직도 충분하게 이야기하지 못했기 때문이다. 호르몬에 대한 입문서나 이론서는 많다. 그러나 전문적으로 파고드는 책은 너무 어렵고 개론만 있는 것 같다. 쉽게 따라 할 수 있는 호르몬 실천법이 필요하다고 생각했다. 특히 호르몬을 어떻게 관리해야 하는지 그 실천의 출발에 대한 구체적이고 충분한 설명이 필요하다고 생각했다. 그래야 갱년기나 갑상샘 질환, 당뇨병, 고지혈증 등이 발생했을 때만 관심을 가지는 것이 아니라 인생을 살면서 늘 머릿속 한편에 담아두고 신경을 써야 하는 문제라는 걸 알릴 수 있겠다 싶었다.

이 책은 2017년에 출간했던 책을 새롭게 다시 쓴 것이다. 2017년 책이 출간된 후 사람들에게 "호르몬과 노화가 깊은 관계가 있다는 걸 처음 알았다"라는 이야기를 정말 많이 들었다. 그런데 8년이 지난 지금, 여전히 호르몬과 노화의 연관성이 깊다는 걸 모르는 사람들이 많다. 참으로 안타깝다. 지난 몇 년간 이 책을 다시 내달라는 수많은 요청이 있었다. 그사이에 한국은 더 늙고 더 병들었다. 너무 늦은 게 아닐까 싶지만, 지금이라도 이 책으로 사람들이 건강과 젊음을 되찾으면 좋겠다.

이 책의 1부에서는 건강과 호르몬의 작용을, 2부에서는 저속노화를 이끄는 대표 호르몬 네 가지를, 3부에서는 호르몬 저속노화 프로그램의 구체적인 실천법을, 4부에서는 호르몬 저속노화 프로그램을 통해 개선된 호르몬 사례들을 소개한다. 특히 이 책에는 내가 진료실에서 만난 환자들의 다양한 호르몬 불균형의 사례가 담겨 있다. 그들 대부분은 본인의 증상과 질병이 호르몬 불균형인 것조차 모르고 있다가, 호르

젊음은 나이가 아니라 호르몬이 만든다

몬 저속노화 프로그램을 통해 증상이 좋아진 후 깜짝 놀라곤 한다. 누군가는 호르몬 때문인지도 모르고 죽을 뻔했다고 안도의 한숨을 내쉬기도 한다.

어쩌면 증상과 병명도 이제는 호르몬을 중심으로 분류해야 하는 것이 아닐까 하는 생각까지 든다. 그만큼 호르몬은 우리의 몸 전체를 지배하고 있다. 사례로 나오는 환자들의 이름은 당연히 표기하지 않았지만, 꺼내기 어려울 수 있는 자신의 이야기를 선뜻 공개하는 데 동의해준 환자분들께 진심으로 감사의 마음을 전한다.

이것은 우리 주변의 이야기다. 책 속에 그림처럼 박제된 이론이 아니고 조금은 거칠지만, 현실적인 이야기다. 우리의 육체와 정신의 문제를 호르몬의 차원에서 분석하고 생활습관, 식습관, 운동법 등 관리 방법을 구체적으로 제시하려고 노력했다. 증상별로 보충해야 하는 호르몬과 생활 속 호르몬 관리법을 중심적으로, 그리고 구체적으로 실천하는 방법을 다루었다.

이 책을 읽는 모든 분들이 호르몬이라는 희망의 창문을 통해 건강을 지키고 젊음과 활력을 되찾으시길 진심으로 바란다.

2025년 안철우

차례

 나도 천천히 나이 들고 싶다

1장 _ 나이보다 호르몬이 문제다

2장 _ 호르몬을 알면 천천히 건강하게 나이 든다

2부   저속노화의 필수 '4대 호르몬'을 잡아라

3장 _ 혈관을 맑고 건강하게 혈관 청소부 '인슐린'

3부 호르몬 저속노화 프로그램

하는 사람들과 많은 시간을 보내라 | 나만의 임영웅을 찾아라 | 재미있는 취미생활을
하라 | 비타민은 부족함 없이 | 하루의 끝은 명상으로

'호르몬 저속노화 프로그램'으로 젊고 건강해지다

4부

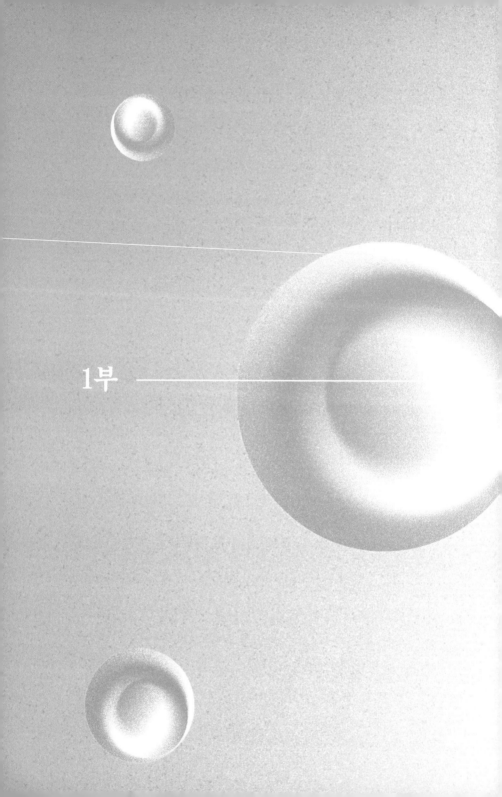

1부

나도 천천히
나이 들고 싶다

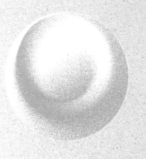

Slow
Aging

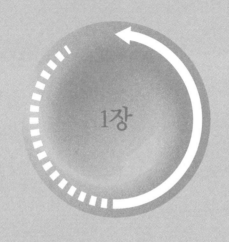

1장

나이보다 호르몬이
문제다

○

나이가 같아도 제 나이보다 건강하고 젊어 보이는 사람이 있는가 하면
그렇지 않은 사람이 있다. 지금껏 우리는 그것이 타고나는 것이라
여겼지만, 그렇지 않다. 나이는 숫자에 불과할 뿐, 진짜 나이는
우리 몸속 호르몬에 의해 결정된다.

당신의 몸이 늙고 있다

50대 같은 30대? 30대 같은 50대!

•

"그 사람과 저는 동갑인데, 왜 제가 더 늙어 보이는 걸까요? 심지어 우리 나이를 모르는 사람들은 제가 그 사람보다 나이가 많다고 오해해요. 30대 때까지만 해도 그런 이야기를 들어 본 적이 없는데…. 요즘 정말 스트레스예요."

진료실에 들어올 때부터 신경질이 가득했던 여성은 41세로 최근 피로감이 심하게 느껴져 병원을 찾았다고 했다. 몇가지를 물어보던 차에 몇 달 전에 회사에 새로 들어온 동갑내기 동료와 본인을 비교했을 때 자신이 너무 나이 들어 보인다며 속상해했다. 거기다 피로감도 심해서, 혹시 다른 문제가 생긴 게 아닌지 걱정이 되어 병원에 왔다고 했다. 다행히 일반적인 검사 결과에서는 큰 문제가 없었다.

이런 경우도 있다.

"그 사람은 40대 후반이고, 저는 30대 초반이에요. 저보다 스무 살 가까이 많은데, 사람들이 저랑 친구냐고 물어볼 정도로 그 사람은 엄청 어려 보여요. 제가 딱히 노안이 아닌데도 그래요."

어떻게 관리를 하는지 궁금할 정도로 어려 보이는 사람들이 있다. 물론 나날이 발전하는 의학 기술에 도움을 받아 젊음을 유지하는 사람도 있지만, 아무것도 하지 않아도 어려 보이는 사람들이 있다. 외모뿐 아니라 신체적으로 차이를 보이기도 한다.

"그 사람은 나랑 동갑이에요. 같이 취미 삼아 운동을 시작했는데, 나보다 훨씬 잘하고 체력도 좋아지는 게 보여요. 점점 얼굴도 환해지고, 몸도 탄력이 넘치고요. 그러다 보니 나는 왜 이렇게 못하나 싶어서 자신감이 떨어지고, 그 사람과 자꾸 비교하게 돼요."

우리 주변에도 많이 있다. 나이보다 젊어 보이는 사람, 활력이 넘치는 사람, 나이가 들어도 여전히 건강한 사람, 도대체 그들에게는 어떤 비밀이 있는 걸까?

젊음은 나이가 아니라 호르몬이 만든다

우리는 젊어 보이고 싶다

•

최근 '저속노화'에 대한 사회적인 관심이 높다. 얼마 전까지만 해도 우리는 어려 보이고 예쁘고 잘생긴 외모, 날씬하고 멋진 몸매를 갖기 위해 노력했다. 하지만 지금은 달라졌다. 겉으로 보이는 젊음도 중요하지만, 그보다 진짜 중요한 것을 깨달았다. 바로 '몸속 젊음'이다.

물론 동안 외모의 인기는 여전하다. 우리는 왜 이렇게 젊어 보이고 싶은 걸까? 짐작건대 인간의 수명이 크게 늘어난 것이 원인이지 않을까 한다. 수명이 50세 정도였던 과거에는 자신의 외모나 신체의 노화를 인지함과 동시에 생生이 거의 끝났었다. 하지만 지금은 평균 수명이 남성은 80세, 여성은 86세로 과거보다 30년이 더 늘어났다.

의학의 발달 덕분에 호모 헌드레드Homo-hundred라고 100세 시대가 되었지만, 몸이 노화되는 건 변함이 없다. 약 100년의 세월 중에 절반 이상을 처진 얼굴과 주름살 가득한 피부, 아픈 몸으로 살고 싶지 않은 것은 어쩌면 당연한 일이다. 그러니 자연스레 좀 더 오랜 시간을 젊은 얼굴과 신체를 유지하며 천천히 나이 들고 싶은 것이다.

사람들의 이런 욕구가 나날이 강해지고 있는 것은 사회 현상을 보면 쉽게 알 수 있다. 이미 많은 언론과 매체에서는 하루가 멀다 하고 젊게 살기 위한 방법을 가르쳐준다. 먹으면 노화를 늦출 수 있는 영양제와 식품보조제, 바르면 주름살이 펴지고 처졌던 피부를 탄력 있게 만들어주는 화장품, 한두 번 주사만 맞으면 군살도 매끈하게 없애주는 미용 시술까지, 과거에는 상상도 못했던 노화를 늦추기 위한 기술이 넘쳐난다.

그런데 젊고 싶다는 게 비단 외모에만 한정된 것은 아니다. 어느 순간부터 체력이 예전 같지 않고, 컨디션이 좋지 않은 날이 많아지는 걸 느끼면서 우리는 몸 자체가 늙어가고 있음을 체감한다. 그럴 때면 자연히 한창때를 떠올리고 지나간 세월을 아쉬워한다. 즉 우리가 조금이라도 더 젊어 보이기를 원하는 진짜 이유는 겉모습뿐만 아니라 몸속도 늙어가는 것을 인정하고 싶지 않기 때문이다.

왜 젊어 보이는 걸까?

•

바르고, 먹고, 미용 시술을 받지 않아도 젊어 보이는 사람들이 있다. 50~60대의 나이에도 20~30대의 얼굴과 몸매를 가진 사람들을 수많은 방송에서 심심찮게 보았을 것이다. 반면에 20대인데도 40~50대처럼 보이는 사람들도 있다. 이 사람들의 차이는 무엇일까?

어느 연령대든 10명이 함께 있으면 그중에는 나이보다 어려 보이는 사람, 제 나이로 보이는 사람, 나이 들어 보이는 사람이 있다. 미용 시술을 받거나 꾸준히 관리하고 꾸며서 어려 보이는 사람도 있지만, 아무것도 하지 않아도 어려 보이는 사람이 있다.

특별한 경우를 제외하고 이런 사람들은 대개 몸 자체가 건강하다. 몸속이 깨끗하고 건강한 사람들, 즉 몸속이 젊은 사람들은 겉으로도 나타나서 제 나이보다 어려 보인다. 물론 이러한 사람들도 나이가 들면서 자연스럽게 노화가 오지만, 병에 걸리거나 불규칙하고 잘못된 생활습관 때문에 오는 가속노화는 겪지 않는다.

'진짜' 젊어지고 싶다면?

•

젊다는 게 비단 겉으로 보이는 얼굴과 몸매를 20대 때처럼 유지하는 것만 뜻하지는 않는다. 겉으로 보이는 젊음을 유지하려고 노력하기에 앞서 진짜 젊음이 무엇인지에 대해서 고

민해볼 필요가 있다.

진짜 젊다는 게 뭘까? 단순히 외모가 어려 보이는 게 젊음일까? 아니면 나이가 20대면 젊은 걸까? 겉만 보고 젊음을 판단할 수 있을까? 앞서 언급한 것처럼 몸속이 건강하지 않으면 겉으로도 이것이 고스란히 나타나서 결국 진짜 젊어지기는 어렵다.

진짜 젊어지고 싶다면 피부 겉면만 갈고 닦아서는 안 되고, 몸속부터 관리해야 한다. 건강한 몸을 만들면 젊음은 자연스럽게 따라온다. 건강한 몸을 만드는 방법은 아주 간단하다. 흔히들 알고 있는 방법을 따르면 된다. 몸에 안 좋은 음식은 피하고, 규칙적인 식습관을 가지며, 충분한 숙면과 스트레스를 받지 않는 등 건강한 몸을 유지하기 위해 지켜야 하는 가장 기본적인 일들을 의식적으로 지키면 된다. 그러면 몸도 건강해지고, 진짜 젊음도 지킬 수 있다. 이너 헬스inner health가 아우터 뷰티outer beauty를 만드는 것이다.

새로 쓰는 노화의 의미

노화는 무엇이며, 언제 시작될까?

•

노화란 정확히 무엇을 의미하는 것일까요? '젊음'은 사전적인 의미로 "나이가 한창때이고, 혈기가 왕성하며, 보기에 제 나이보다 적어 보이는 것"을 뜻한다. 이 말인즉 우리가 흔히 젊음의 표본이라고 말하는 20대는 물론, 실제 나이와 상관없이 혈기가 왕성하고 겉모습이 제 나이보다 어려 보이는 사람 또한 젊다고 정의할 수 있다는 뜻이다.

반대로 늙는다는 것, 노화는 "시간의 흐름에 따라 생체 구조와 기능이 쇠퇴하며, 인간의 노년기에 나타나는 노인성 변화"를 뜻한다. 이 때문에 대부분의 사람들은 40~50대 정도는

되어야 노화가 시작된다고 생각한다.

하지만 의학적으로 설명하면 안타깝게도 노화는 20대부터 진행된다. 사람의 신체는 태어나면서부터 25세까지 꾸준히 성장한다. 성장 속도나 순서는 성별과 개인에 따라 차이가 있지만, 평균적으로 25세가 되면 성장이 멈추고 노화가 시작된다. 즉 몸을 어떻게 관리하느냐에 따라 20대도 40대가 될 수 있다는 뜻이다. 단순하게 나이만으로 젊음과 늙음을 구분하는 것은 무의미하다.

나이는 숫자일 뿐

•

"요즘 들어 갑자기 어지럽고 식은땀이 자주 나요. 심할 때는 손까지 덜덜 떨리고⋯. 왜 이러는 걸까요?"

"평소에 식사는 잘하시는 편인가요?"

"일 때문에 제시간에 챙겨 먹는 게 힘들어요. 그래서 폭식도 자주 하고요."

진료실을 찾은 여성은 28세로 젊은 나이에 비해 기력이 떨어져 보이고 많이 피곤해 보였다. 평소 생활패턴에 대해 물으니 업무 시간이 불규칙하고 스트레스가 많으며, 야근을 자주 해서 밤늦게 기름지고 자극적인 음식을 즐겨 먹는다고 했다. 생활이 불규칙해서인지 살도 많이 찌고, 피부도 푸석해져서 걱정을 많이 했다.

그리고 또래보다 나이 들어 보이는 외모에 체력도 부족해서 다이어트도 할 겸 헬스장에 등록했으나 퇴근 시간이 들쑥날쑥하여 제대로 운동한 적은 거의 없다고 했다. 또 식이조절을 한답시고 밥을 대충 먹거나 식사를 거를 때면 공복감을 심하게 느끼고 식은땀도 나고 어지럽기까지해서 오래 하지 못했다고 했다.

20대 중후반의 여성이 겪는 단순 피로라고 하기에는 증상이 심한 듯하여 여러 가지 검사를 실시했다. 검사 결과는 놀랍게도 당뇨병이었다.

"당뇨병이라고요? 저는 아직 20대인데요? 그리고 저희 가족 중에는 당뇨병인 사람이 한 명도 없어요. 당뇨병은 나이가 많거나, 가족력이 있어야 생기는 거 아닌가요?"

또 다른 34세 남성도 비슷한 증상을 겪고 있다며 병원을 찾았다. 남성은 1년 전부터 잦은 회식과 스트레스 때문에 잠을 많이 자도 항상 피곤하고 감기에 자주 걸리며, 불과 몇 년 전과 달리 피부에 난 상처가 잘 아물지 않고 흉터가 오래 가는 등의 증상을 겪고 있었다. 그래서인지 피부가 전체적으로 칙칙하고 다크서클도 심했으며, 탄력도 좋지 않아 실제 나이보다 훨씬 나이 들어 보였다.

또 나름 규칙적으로 운동을 하는데도 자꾸 뱃살이 늘어나고, 친구들과 비교했을 때 본인만 너무 일찍 아저씨가 돼버린 것 같다며 속상해했다. 검사 결과 남성은 당뇨병 전 단계였고, 혈압과 콜레스테롤 등 여러 부분에서 비정상적인 수치를 보였다.

젊은 나이인 두 사람의 몸이 이렇게 안 좋아진 이유는 무엇일까? 현대인들이라면 이들과 생활패턴이 크게 다르지 않을 텐데, 유독 이 두 사람에게 이런 질환이 생긴 것은 이들 몸 속에 문제가 생겼다는 증거다.

호르몬이 문제다
·

앞서 설명한 두 사람을 다시 떠올려보자. 흔히 20~30대를 '젊음, 청춘'의 표본이라고 한다. 그런데 두 사람을 과연 진짜 젊다고 말할 수 있을까? 주민등록상에 적힌 숫자만으로 젊음의 기준을 정한다면 그들은 청춘이다. 하지만 신체가 젊고 건강한 사람을 청춘이라고 한다면, 두 사람은 해당되지 않는다.

젊음은 나이가 아니라 호르몬이 만든다

수명이 길어지면서 의학계에서 가장 집중하는 게 바로 '노화'다. 최근 〈타임〉지에서는 인간의 수명을 142세까지 연장할 수 있다는 기사가 나와 화제가 됐다. 나는 내분비학을 연구하는 입장으로서 젊음과 건강을 인체 대사와 면역 측면에서 바라보게 된다.

신체 기능을 망가뜨리는 질환, 예를 들면 전염병이나 난치성 만성질환, 암과 같은 질병들을 이겨내는 힘은 면역력과 대사 과정에 있다. 특별한 경우를 제외하면 나이가 젊을수록 면역력이 높고 대사 기능이 잘 유지된다. 그러다 노화가 시작되면 그 기능들은 점차 떨어진다. 그래서 면역력이 높고 대사 기능이 잘 되면 젊고 건강하며, 그렇지 않은 경우는 노화되었다고 판단할 수 있는 것이다.

이러한 기능을 몸속에서 문제없이 원활하게 만드는 건강의 보루는 혈액과 혈류, 혈관에 있다. 그리고 그 혈액 안에 섞여서 몸속 곳곳을 돌아다니는 몸의 실제적인 지배자, 바로 '호르몬'이 있다. 앞서 20, 30대인 두 사람의 사례를 살펴봐도 이들의 몸속에서 생긴 당뇨병과 혈압, 콜레스테롤과 같은 문제는 사실은 호르몬과 직접적으로 연관된 것이다.

호르몬이란 뭘까? 간단하게 설명하면 몸속에 있는 수많은 장기들이 제 역할을 수행할 수 있도록 신호를 전하는 메신저 역할을 하는 물질이다. 호르몬에 대해서는 뒤에서 좀 더 상세하게 설명하겠지만, 잊지 말아야 할 한 가지는 우리의 몸을 진짜 젊고 건강하게 하는 데 가장 중요한 역할을 하는 게 바로 호르몬이라는 것이다.

천천히 나이 드는 사람들의 비밀

•

52세의 한 여성이 갱년기 증상이 시작되어 병원을 찾아왔다. 일상생활이 힘들 만큼 심한 증상들은 아니었으나, 몸이 예전과 달라져 불편하고 걱정도 돼서 찾아온 것이다. 처음 이 여성의 나이를 들었을 때 깜짝 놀랐다. 외모만 보았을 때는 30대 중후반으로 보였기 때문이다. 성형이나 미용 시술을 받은 것 같지도 않았다.

갱년기가 어느 정도 진행된 것인지 알기 위해 정밀검사를 해본 결과 여성이 나이보다 젊어 보이는 이유를 알 수 있었다. 여성의 몸속은 젊고 건강했고, 특히 호르몬도 아주 건강하고 활발했다. 폐경을 앞두고 여성 호르몬에 변화가 생기면서 자연스러운 갱년기 증상이 조금 나타났을 뿐, 그 외에 모든 부분에서 아주 건강했다.

면담을 하면서 이 여성이 젊음과 건강을 잘 유지할 수 있었던 이유도 알게 됐다. 여성은 20대 때부터 건강에 관심이 많아 꾸준히 운동을 하고, 규칙적인 생활습관과 식습관을 유지해오고 있었다. 물론 처음부터 호르몬 건강을 지키고자 시작한 것은 아니었다. 하지만 흔히 말하는 건강에 좋은 습관들은 호르몬 건강에도 직접적으로 영향을 미치는 것이라, 건강을 챙기기 위해서 했던 것들이 결국 호르몬 건강을 좋게 해서 몸속 건강은 물론이고 외적으로도 젊어 보이게 했던 것이다.

이처럼 나이는 숫자에 불과하다. 나이가 젊다고 무조건 어려 보이거나 건강한 것도 아니고, 나이가 많다고 늙어 보이고 건강이 안 좋은 것도 아니다. 몸속 건강, 특히 호르몬을 어떻게 관리하는지, 호르몬이 어떤 상태인지에 따라 젊음과 노화가 결정된다.

젊음과 건강을 찾아주는 '진짜'가 필요하다

젊음의 원천이자 기반

•

의학계는 노화에 대한 기존의 통념을 깨기 위해 지금까지 많은 도전을 해왔다. 신체의 노화 과정이 어떻게 진행되는지를 알아내고, 나이 들면서 오는 각종 질병의 원인을 찾아내며, 노화의 속도를 늦춰서 많은 사람들이 더 젊고 건강하게 오래 살 수 있는 방법을 밝혀내고 있다. 그 길의 중심에 자리 잡고 있는 것이 호르몬에 대한 이해와 연구다.

나는 의대생 시절부터 '생로병사의 비밀은 호르몬에 있는 것이 아닌가?' 하는 생각에 골몰해왔다. 내분비학을 전공했는데, '내분비內分泌'라는 말의 뜻도 혈관 안으로 분비되는 물

젊음은 나이가 아니라 호르몬이 만든다

질인 호르몬을 연구하고 치료하는 분야라 할 수 있다. 의대생 시절부터 지금까지 호르몬을 연구하면서 나는 호르몬이야말로 인간이 그토록 찾아 헤매던 젊음의 원천이자 비밀병기라는 걸 확신하게 되었다.

호르몬의 측면에서 볼 때 노화는 어떻게 진행될까? 신체의 노화란 호르몬의 발생, 분비, 조절에 변화가 생기면서 호르몬의 분비량이나 기능이 감소해서 비정상적으로 되는 것을 의미한다. 노화의 진행은 이 과정과 밀접한 관계가 있다. 호르몬 기능이 떨어질 때 몸은 늙기 시작한다. 호르몬 기능이 떨어지면 제일 먼저 신체 기관의 활력이 떨어진다. 그리고 신체에 상처가 났을 때 치유하는 자체 회복력과 외부에서 침입하는 질병을 막아내는 면역력이 저하된다.

몸속 각 기관의 활력, 재생력, 면역력이 떨어지면 신체가 쇠약해진다. 신체가 쇠약해진 상태에서는 외부의 자극, 염증 등 질병의 원인이 되는 요인을 효과적으로 방어하기 어려워진다. 그중 가장 취약한 부위에 특정한 질환이 발생된 것이 흔히 말하는 '병든 상태'다. 병든 상태에서는 호르몬 기능이 더더욱 떨어져 노화가 촉진되고 기능이 저하되는 악순환이 끊임없이 이어진다. 결국 호르몬이 젊음과 노화를 결정하고, 우리 몸을 살리고 죽이는 역할도 하는 것이다.

호르몬, 어렵지 않다

•

그러면 도대체 호르몬이란 무엇일까? 호르몬은 혈액 속에 섞여서 혈관을 타고 온몸을 돌아다니다가 몸속의 각 기관(장기)들이 고유의 기능을 하도록 신호를 주는 물질이다. 여기서 고유의 기능이란 생리 기능 조절, 생식, 성장, 발달, 에너지 생성과 이용 등 그야말로 인간의 몸이 생명을 유지하기 위해 없어서는 안 될 수많은 역할들을 말한다.

사람의 몸은 60조 개가 넘는 세포들로 이루어져 있는데, 이 세포들이 맡은 역할을 잘 수행해야 몸이 병들지 않는다. 세포는 스스로 일하지 못하고 지시를 받아야 하는데, 각각의 세포가 제 할 일을 제대로 하게끔 신호를 보내서 지시를 내리는 역할을 호르몬이 한다.

호르몬을 설명할 때 보통 여성 호르몬, 남성 호르몬을 가장 먼저 떠올리는데, 이 호르몬 말고도 몸속에는 존재가 증명된 3,000여 종이 넘는 호르몬이 있다. 이렇게 수많은 호르몬을 어떻게 관리하느냐에 따라 여러 질병을 개선하고 극복할 수 있으며, 젊음과 건강 상태 역시 달라진다.

생로병사의 비밀열쇠

•

나이 드는 걸 막을 수는 없다. 그래서 우리는 나이 들더라도 아프지 않게, 또 천천히 나이 들고 싶다. 이것을 실현시키는 게 어려운 듯 보이지만, 실제로 이미 많은 사람들이 젊음과 건강을 유지하며 살고 있다. 방법은 아주 간단하다. 젊음과 건강의 핵심인 호르몬이 몸속에서 제 역할을 잘하도록 관리하면 된다.

몸속에서 분비되는 호르몬이 하는 역할은 옛날 진시황이 찾던 불로초不老草 그 이상이다. 체온을 너무 높거나 낮지 않게 유지해주고, 성장기에는 키를 크게 하며, 사춘기 때에는 2차 성징을 만드는 역할을 한다. 또한 밤에는 잠을 잘 자게 하고, 사랑에 빠지게도 하며, 유쾌하거나 불쾌한 감정을 조절하는 등 살면서 겪고 느끼는 모든 핵심 기능을 담당하는 게 호르몬이다.

호르몬은 이렇게 놀랍고 중요한 존재인데, 우리는 호르몬에 무관심하다. 몸 상태가 무너져서 어디가 아프거나 피곤하거나 우울하거나 살이 갑자기 확 찌는 등 전에 없던 증상이 나타난 후에야 문제를 살펴본다. 그리고 그제야 비로소 호르몬이라는 존재를 깨닫고, 우리 몸의 대부분을 호르몬이 관여한다는 걸 알게 된다. 그래서 불행하게도 많은 사람들이 호르몬 때문인지도 모른 채 병들고 죽는다.

천하를 다스렸던 진시황이 가장 두려워했던 것은 노화와 죽음이다. 불로장생을 갈구했던 진시황은 현실에는 존재하지 않는 영생의 수단인 불로초를 찾아 헤맸지만 결국 찾지 못했다. 그가 타임머신을 타고 오늘날로 와서, 젊음과 건강을 되살리고 세월을 거스르는 묘약이 자신의 몸속에 존재한다는 놀라운 비밀을 안다면 아연실색할지도 모른다.

젊음은 나이가 아니라 호르몬이 만든다

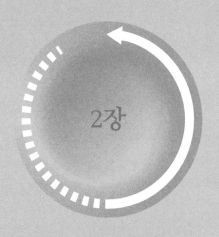

2장

호르몬을 알면
천천히 건강하게
나이 든다

○

나이 들어서도 건강과 젊음을 유지하고 싶은 것은 우리 모두의 바람이다.
방법이 어려울 것 같지만, 생각보다 아주 쉽고 간단하다.
신체 내 호르몬이 제 역할을 잘하도록 관리하면 된다.
오직 그뿐이다.

노화를 판단하는 진짜 주인공

호르몬, 너는 누구냐?

•

천천히 나이 들고, 젊음을 유지하며, 건강을 지키는 데 호르몬이 아주 중요한 역할을 하지만, 대부분의 사람들은 호르몬을 너무 어렵게 느껴서 그 중요성을 잘 인식하지 못한다. 호르몬이 정확히 무엇이며, 몸속에서 어떤 일을 하는지 알면 중요성을 쉽게 이해할 수 있다.

호르몬은 그리스어 'Hormao(호르마오)'에서 유래한 것으로 '자극하다, 흥분시키다'라는 뜻을 가진다. 다른 영양소들과 달리 인체가 스스로 만들어내고 분비하는 물질로, 호르몬이라는 말의 어원처럼 우리를 자극하고 흥분하게 만드는 역할을 한다. 좀 더 쉽게 말해서 우리가 화나고 기쁘고 설렐 때 느껴지는 감정이나 밤이 되면 졸리고 밥을 안 먹으면 배고픈 것과 같은 신체 내의 반응을 만들어서 우리를 움직이게 하고 활력 넘치게 하는 게 호르몬이다.

호르몬은 1902년 십이지장에서 분비되는 소화 호르몬인 세크레틴을 발견하면서 알려졌고, 1905년에 '호르몬'으로 명명되었다. 1921년에 프레더릭 밴팅Frederick Banting과 찰스 베스트Charles Best에 의해 역사적인 호르몬 '인슐린'이 발견되면서 호르몬은 의학계에서 주목받기 시작했다. 그 후로 호르몬에 대한 연구가 끊임없이 이어졌고, 현재까지 3,000여 종의 호르몬이 과학적으로 증명됐다. 의학계에서는 아직 밝혀지지 않은 호르몬이 더 많을 것으로 예상하며, 지금도 꾸준히 호르몬의 존재를 찾아내기 위해 고군분투하고 있다.

밝혀진 3,000여 종의 호르몬은 혈액을 타고 몸속 이곳저곳을 순환하며 각 기관에서 활동한다. 몸에는 무려 60조 개가 넘는 세포가 잘게 쪼개져서 온몸에 고르게 퍼져 있다. 세포들이 각 자리에서 본인의 역할을 잘 수행해야 세포가 있는 신체의 각 부위, 장기들도 제 기능을 잘하고 신진대사에도 문제가 없다. 이런 세포들에게 제 역할을 제대로 하도록 지시를 내리는 일을 하는 게 호르몬이다. 결국 호르몬이 신진대사를

젊음은 나이가 아니라 호르몬이 만든다

이롭게 하도록 돕는다는 뜻이다.

호르몬이 해야 할 일을 문제없이 하면 그 신호를 받은 세포들도 제 기능을 잘할 것이고, 그러면 당연히 각 기관들도 잘 돌아가게 되는 것이다. 이처럼 호르몬은 우리 몸을 정상적으로 돌아가게 하고, 질병으로부터 우리 몸을 지키고 회복을 도와주며, 아이는 성장하도록 성인은 건강을 유지하도록 해준다.

호르몬은 어디서 와서 어디로 가는가?

•

눈에 보이지도 않는 호르몬을 제대로 이해하기 위해서는 몸속에서 호르몬의 경로를 살펴봐야 한다. 호르몬 이야기를 할 때 가장 많이 언급되는 여성 호르몬이나 남성 호르몬에 이상이 생기면 우리는 내분비내과를 찾는다. 내분비내과는 뇌하수체, 갑상샘, 췌장 등 몸속에서 호르몬이라는 물질을 만들어내고 이동시키는 기관에 이상이 생겼을 때 이를 진단하고 치료하는 곳이다. 이 말인즉 호르몬을 알려면 '내분비'에 대해서 먼저 알아야 한다는 뜻이다.

호르몬을 왜 내분비 물질이라고 부를까? 예를 들어, 눈물이나 땀은 각자의 관에서 분비되어 밖으로 배출된다. 그래서 눈물이나 땀은 외분비 물질이라고 한다. 그런데 호르몬은 눈물이나 땀처럼 몸 밖으로 배출되는 것이 아니라, 혈관 안에서 혈액과 섞여서 흐르다가 그 호르몬이 제 기능을 해야 하는 장기나 세포로 흡수되기 위해 몸 안으로 배출되므로 내분비 물질이라고 부른다. 호르몬이 분비되는 주요 기관은 '내분비샘'이라고 한다.

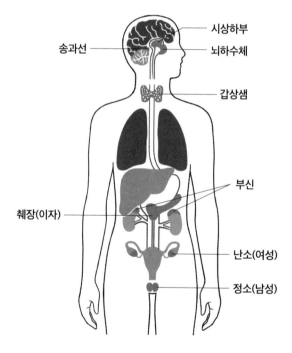

송과선

시상하부

뇌하수체

갑상샘

부신

췌장(이자)

난소(여성)

정소(남성)

호르몬이 분비되는 내분비샘

젊음은 나이가 아니라 호르몬이 만든다

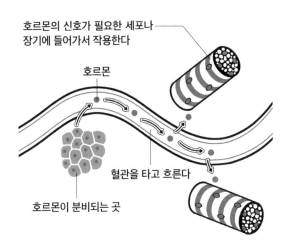

호르몬의 이동 경로

호르몬을 분비하는 대표적인 내분비샘으로는 뇌 속의 뇌하수체, 목 앞쪽에 있는 갑상샘, 이자에 있는 이자샘, 콩팥 위에 있는 부신, 남녀 생식기관인 정소와 난소 등이 있다. 이런 곳에서 분비된 호르몬은 혈액 속에 섞여 온몸에 흐르다가 일부는 몸의 생명을 지키고 유지하기 위해 정보가 필요한 세포에 직접 들어가 작용하고, 일부는 간접적으로 다른 기관을 자극하여 그곳에서 연쇄적으로 호르몬을 또 분비하도록 만든다.

생명을 유지하고 지키라는 복잡한 신호를 전달하는 일은 신경도 한다. 그런데 신경은 유선전화에 비유되어 바로 연결된 곳에만 신호를 보내는 반면, 호르몬은 마치 광대역 와이파

이처럼 멀리 떨어진 곳까지 신호를 전달한다.

건강과 노화는 모두 호르몬 때문

•

"요즘 짜증이 많아졌어요. 괜히 우울한 날도 많고, 아무것도 하고 싶지 않고 무기력하기만 해요. 왜 이럴까요?"

진료실을 찾은 여성은 30대 후반으로 피로감과 불면증이 극심해서 혹시 몸에 무슨 문제가 있는 것이 아닌지 걱정이 되어 찾아왔다. 젊은 나이임에도 안색이 좋지 않고, 다크서클이 짙으며, 얼굴과 몸이 전체적으로 부어 보였다.

이런 증상이 최근에 생겼다는 이야기를 듣고 생활패턴의 변화가 생겼는지 물어 보니 근래에 이직을 하면서 야근이 잦아졌고, 회사에 적응하느라 신경을 너무 많이 쓴 탓에 밤에 잠을 잘 못 잔다고 했다. 그래서 아침에 일어나면 개운하지 않고 하루 종일 피곤해서 진한 커피를 몇 잔씩 마시고, 그러면 밤에 또 잠을 제대로 못 자는 악순환이 계속되고 있었다.

여러 가지 검사를 해본 결과 여성은 호르몬에 문제가 있었다. 숙면을 하지 못하니 멜라토닌 호르몬이 부족해서 우울감과 무기력감이 오고, 스트레스 호르몬인 코르티솔 수치는 비정상적으로 높아서 항상 긴장 상태에 신경도 날카로워져 짜증이 많아질 수밖에 없는 상태였다.

앞서 줄곧 언급했던 것처럼 호르몬은 피부와 몸매, 건강 상태와 깊게 연관되어 있지만, 신체뿐만 아니라 정신까지도 관장하는 부분이 많다. 우리가 평소에 느끼는 슬픔, 기쁨, 행복, 사랑, 미움, 우울 등의 다양한 감정은 알고 보면 호르몬 때문이다. 이처럼 호르몬은 우리의 감정, 감각, 기분 상태, 성격에 있어서도 주도권을 쥐고 있다.

천천히 나이 들고 싶다면 호르몬부터

•

언제부턴가 이유 없이 짜증이 나고 화가 난다면, 또 매사에 의욕이 없고 잔병치레가 늘었다면, 모두 호르몬이 건강하지 않아서 제 일을 못하고 있다는 신호다.

우리가 생각했던 것보다 호르몬은 몸속에서 아주 많은 역할을 한다. 특히 젊음과 노화를 결정하는 기준이라고 해도 과언이 아닐 정도로 신체는 물론이고 정신, 마음까지 젊고 건강하게 하는 데 중요한 역할을 한다.

몸속에는 수많은 호르몬이 있고, 온몸을 순환하는 혈액 안에 섞여서 함께 순환한다. 그런데 이때 건강하지 않은 호르몬이 온몸을 순환한다고 상상해보자. 건강하지 않은 호르몬은 당연히 제 기능을 완벽하게 수행하지 못할 것이고, 그러면 호르몬이 역할 수행을 잘해야만 유지할 수 있는 젊음과 건강도 유지할 수 없게 된다.

호르몬의 건강 상태는 신경 쓰지 않으면서 동안 외모와 건강을 바라는 것은 마치 더러운 걸레로 방을 닦으면서 방이 깨끗해지기를 바라는 것과 같다. 젊어지고 싶고, 건강한 몸과 마음을 오랫동안 유지하고 싶고, 젊었을 때처럼 다시 활기를 찾고 싶다면, 지금 당장 호르몬부터 관리하자.

지금부터 천천히 나이 들게 하는 건강한 호르몬이란 무엇이며, 호르몬의 건강을 유지하는 방법은 무엇인지 알아보자.

젊음은 나이가 아니라 호르몬이 만든다

건강한 호르몬이란?

호르몬의 제1원칙, '과유불급'

•

"30대 때와 얼굴 생김새가 너무 달라졌어요. 전체적으로 골격도 커진 것 같고, 턱도 앞으로 많이 나오고…. 혹시 다른 문제가 있는 건 아닐까요?"

호르몬은 '과유불급의 원칙'이 가장 중요하다. 호르몬은 모자랄 때만 문제가 되는 것이 아니라 넘쳐도 문제가 된다. 예컨대 성장 호르몬이 부족하면 왜소증에 걸리지만, 과다하면 거인증에 걸리고, 특히 몸의 말단 부분인 턱이나 손, 발 등이 비대해지는 말단비대증에 걸리게 된다. 얼굴 생김새가 많이 변했다며 찾아온 이 환자는 검사 결과 말단비대증이었다. 말단비대중이나 거인증에 걸리면 단순히 키가 남들보다 커지는 것만이 문제가 아니라 심혈관 질환이나 대장암에 걸릴 수도 있어 위험하다.

또 부신피질 자극 호르몬과 당질 코르티코이드 호르몬이 부족하면 부신 피로 증후군이 초래되지만, 반대로 과잉 분비되면 쿠싱 증후군에 걸려 얼굴이 보름달처럼 동그랗게 붓고 갑자기 비정상적으로 살이 찌게 된다. 그리고 부갑상샘 호르몬의 일종인 파라토르몬 호르몬은 적당히 분비되면 혈중 칼슘 농도를 조절해주지만, 너무 많이 분비되면 신장에 결석이 생기기도 한다.

이처럼 호르몬이 너무 적거나 많이 분비될 때, 즉 호르몬끼리 원래의 하모니를 유지하지 못하고 불협화음을 낼 때 신체 기능의 균형이 깨져 각종 질병에 걸리고 노화가 진행된다. 이를 가리켜 '항상성이 깨졌다'고 말한다. 항상성이 깨졌다는 것은 균형이 깨졌다는 뜻으로, 정상보다 모자라거나 넘친다는 뜻이다.

아름다운 음악을 연주하기 위해서는 오케스트라의 여러 파트 연주자들이 서로 하모니를 맞추어야 한다. 어떤 악기는 높은 소리를 내고, 어떤 악기는 낮은 소리를 내고, 다양한 음색을 내는 악기들이 어우러져 리듬과 박자를 정교하게 유지해야 아름답게 들린다. 만약 어느 한 연주자가 연주를 잘 못하거나 박자를 조금이라도 못 맞추면 다른 악기들이 아무리 연주를 잘한다고 하더라도 불협화음이 생겨서 소음처럼 들릴 것이다.

호르몬은 오케스트라 연주와도 같다. 몸속의 많은 호르몬들이 각자 제 역할을 잘하는 것도 중요하지만, 서로 상관관계가 높기 때문에 어느 것 하나 과하거나 부족함 없이 균형이 잘 맞춰져 있어야 천천히 나이 들고 사는 동안 건강하다.

호르몬의 제2원칙, '연쇄 반응'

•

어느 호르몬이 부족하거나 넘쳐서 병이 생겼을 때, 그 한 가지 호르몬만 줄이거나 늘린다고 해서 질병을 바로 치료할 수 있는 것은 아니다. 왜냐하면 호르몬들은 서로 복잡하게 영향을 주고받기 때문이다. 그래서 호르몬에 문제가 생겨서 치료할 때도 문제가 생긴 호르몬만을 치료하는 게 아니라 호르몬 전반을 치료한다. 실제로 당뇨병을 치료할 때도 인슐린 하나만 이용하는 것은 아니다.

당뇨병과 관련이 있는 호르몬은 인슐린 외에도 매우 다양하다. 소장에서 분비되는 인크레틴 호르몬은 인슐린 분비를 촉진하고 식욕을 억제하는 역할을 하며, 지방 세포에서 분비되는 아디포넥틴 호르몬은 부족할 경우 인슐린 저항성이 발생되어 당뇨병이 생길 수 있다. 최근 비만치료제로 이슈가 되고 있는 위고비Wegovy도 소장 호르몬의 발견으로 개발된 약물이다. 또 성장 호르몬은 근육을 강화시켜 인슐린 저항성을 호전시킴으로써 혈당을 개선시키는 효과가 있다.

그밖에 렙틴, 그렐린 같은 식욕 조절 호르몬들, 간에서 분비되는 헤파토카인, 근육에서 분비되는 마이오카인, 지방 세포에서 분비되는 호르몬을 총칭하는 아디포카인 등도 당뇨병과 연관이 있다. 이 수많은 호르몬의 작용을 염두에 두고 그 사람에게 맞는 최적의 치료법을 찾아야 비로소 당뇨병을 치료할 수 있다.

이처럼 특정 질병이 발병하면, 도미노처럼 연쇄적으로 호르몬 불균형 현상이 온다. 때문에 호르몬에 문제가 생겨서 치료를 할 때도 호르몬들의 상관관계를 이해하고 그 사람에게 맞는 맞춤형 치료를 해야 한다. 만약 어떤 질병을 치료하기 위해 딱 한 가지 호르몬만을 늘리거나 줄이는 데 그친다면, 그것은 장님이 코끼리 만지는 식의 접근이나 다름없는 것이다. 호르몬 건강을 바로잡는 데 각 호르몬의 정상화도 중요하지만, 그보다 더욱 중요한 것은 바로 '균형'이다.

호르몬의 제3원칙, '상호작용'

•

멜라토닌 호르몬은 잠을 잘 자는 데 꼭 필요한 수면 호르몬으로 알려져 있다. 하지만 이 호르몬은 수면에만 영향을 끼치는 게 아니라 혈압과 혈당에도 큰 영향을 끼친다. 또한 혈압과 혈당에 영향을 끼치는 호르몬은 멜라토닌 말고도 인슐린이 있다. 이처럼 몸속에서 여러 호르몬들은 동시에, 혹은 순차적으로, 또 서로 반대로 작용하며 열심히 조율을 한다.

뇌하수체에서 생성되는 성장 호르몬의 경우 20대가 지나면서 그 분비량이 점점 줄어들다가 60대가 되면 20대의 절반 이하로 감소한다. 성장 호르몬은 밤에 잠을 충분히 잘 자야 정상적인 분비가 이루어지는데, 잠을 잘 못 자거나 스트레스와 과로가 누적되면 제대로 분비되지 않아서 성장 호르몬과 연결된 다른 호르몬들에도 영향을 미치고 결국 호르몬 불균형을 가져온다.

성장 호르몬이 잘 분비되지 않으면 일단 근육량이 줄어들고 운동 기능도 떨어진다. 운동 기능이 떨어지면 체지방, 특히 복부지방이 늘어나는데, 이 복부지방은 인슐린 저항성을 일으키는 주된 원인이다. 인슐린 저항성은 인슐린이 몸속에서 분비되긴 하지만 제 역할을 하지 못하는 상태를 뜻한다. 인슐린이 제 기능을 하지 못하면 당뇨병, 고혈압, 동맥경화 같은 대사 증후군이 생긴다.

스트레스와 수면 부족으로 성장 호르몬이 부족해질 때는 인슐린뿐 아니라 멜라토닌 호르몬도 함께 감소하는데, 두 호르몬 모두 밤에 잠을 잘 자야 제대로 분비된다. 멜라토닌은 몸의 면역력을 유지하는 일을 하는데, 성장 호르몬이 부족해지면 멜라토닌도 같이 부족해지고 결국 면역력이 떨어지는 결과가 생긴다.

이처럼 호르몬 한 가지가 부족해지면 상호작용으로 다른 호르몬들에도 영향을 미쳐서 호르몬들 간의 균형이 깨지고, 결국 각종 질병에 걸리기 쉬운 몸이 되어 젊고 건강한 몸을 잃게 된다.

젊음은 나이가 아니라 호르몬이 만든다

이게 다 호르몬 때문이라고?

"가족 병력이 없는데도 당뇨병에 걸렸어요"

•

흔히 당뇨병, 고혈압, 고지혈증 같은 만성질환은 나이가 많거나 혹은 체질이나 집안 내력 때문에 생기는 지병이라고 생각한다. 하지만 이런 무거운 질병일수록 근본적인 원인은 호르몬 불균형, 호르몬 기능 이상 때문인 경우가 많다. 요즘 40대 이하의 젊은 사람들에게서 나타나는 '젊은 당뇨'가 사회적으로 심각한데, 결국 젊은 사람들의 호르몬 건강에 적신호가 켜졌다는 뜻이다.

젊은 당뇨는 대부분 40대 이상의 당뇨병보다 조기 사망률이 높으며, 합병증 발병률도 더 높다. 젊었을 때 당뇨병이 생겼다는 것은 나쁜 생활습관과 식습관으로 호르몬에 문제가 생기고, 그것을 바로잡지 않았다는 뜻이다.

당뇨병은 최소 8가지 이상의 호르몬들이 불균형해지면서 발병되는 질병이다. 역으로 한 가지 질병이 오래 지속되면 호르몬들의 불균형 상태를 악화시켜서 더 큰 질병들을 불러 일으키는 악순환이 계속 이어진다.

"운동을 해도 계속 살이 쪄요"

•

남녀를 불문하고 살면서 다이어트를 한 번도 해보지 않은 사람은 없을 것이다. 해본 사람은 모두 공감하겠지만 다이어트만큼 힘들고 내 마음처럼 안 되는 게 없다. 다이어트에 성공했다는 사람들의 비법을 따라 해봐도 좀처럼 원하는 결과를 얻지 못하고 실패한다. 도대체 이유가 뭘까?

사실 살이 찌는 것도, 먹는 것을 참지 못하는 것도 모두 호르몬 때문이다. 우리가 뭔가를 '먹고 싶다', '배고프다'라고 느끼는 것은 모두 호르몬의 신호로 인한 것이다. 몸은 음식 섭취 후 약 4시간이 지나면 배고프다는 신호를 보낸다. 공복감을 느끼게 하고 먹을 것을 찾게 하는 것은 위장과 췌장에서 분비되는 식욕 호르몬인 그렐린이 제 역할을 잘하고 있다는 증거다. 다이어트를 하는 사람으로서는 이 호르몬이 제 역할을 제대로 하지 않기를 바라겠지만, 위가 비어 있을 때 '배가 고프니까 음식을 먹어!'라는 명령을 뇌로 보내서 인간을 생존시키는, 없어서는 안 될 중요한 호르몬이 그렐린이다.

식욕 호르몬의 명령으로 음식을 어느 정도 섭취하고 나면 식욕 호르몬과 정반대의 신호, 즉 '배가 부르니 그만 먹어!'라는 명령을 렙틴이라는 식욕 억제 호르몬이 보낸다. 렙틴은 음식을 더 이상 섭취하고 싶은 욕구가 들지 않게 하고, 섭취한 음식의 에너지 소비를 촉진시키는 일을 한다.

건강한 사람이라면 식욕 호르몬과 식욕 억제 호르몬이 서로 주거니 받거니 균형을 이루며 적당량의 음식을 먹게끔 조절한다. 하지만 이 두 호르몬에 문제가 생겨서 식욕 억제 호르몬이 제대로 분비되지 않으면 이미 몸에서 충분히 쓸 수 있는 음식을 섭취했는데도 여전히 배가 고프다고 느껴져 계속 음식물을 찾게 되고, 식욕 호르몬이 계속 분비되면 몸은 위가 비어 있는 것으로 착각해서 음식물을 찾게 된다. 이런 현상이 반복되면 결국 살이 찌고, 아무리 열심히 운동을 해도 다이어트에 실패하게 된다.

"자도 자도 너무 피곤해요"

•

충분하게 잘 잔 것 같은데도 피곤하고 나른해서 몸이 축축 처지는 만성피로는 현대인이 가장 흔하게 경험하는 생활 속 질병이다. 이를 모두가 겪는 일반적인 증상이라고 넘겨 버리는 경우가 많은데, 만성피로는 그냥 지나치지 말고 원인이 무엇인지 정확히 찾는 것이 중요하다. 그냥 방치했다가는 더 큰 질병으로 이어질 수 있기 때문이다.

만성피로라 하더라도 어떤 장기의 기능에 문제가 생겼느냐에 따라, 그리고 어떤 호르몬이 부족하고 많아졌는지에 따라 증상과 치료 방법이 달라진다. "피로는 간 때문"이라는 유명한 광고 카피 때문인지 흔히 피로의 원인을 간 기능의 저하 때문이라고 생각하지만, 피로가 꼭 간 때문만은 아니다.

물론 간은 몸의 노폐물과 독소를 해독하는 일을 하기 때문에 간의 기능이 떨어져 독소가 쌓이면 제일 먼저 피로감을 느끼게 되어 만성피로 같은 증상이 나타날 수 있다. 하지만 간이 건강하지 않아도 이상증상이 아예 없는 경우도 있고, 우리가 흔히 알고 있는 증상과 다르게 나타날 수도 있다.

반면에 피로와는 상관없을 것 같지만, 신장에 문제가 생겨서 혹은 신장이 제 기능을 할 수 있도록 지시하는 호르몬 이상일 수도 있다. 그렇게 되면 신장에서 노폐물을 배출하지 못해 피로함을 느끼게 된다.

"피부가 망가졌어요"

•

호르몬은 피부에도 큰 영향을 미친다. 호르몬 분비가 정상적이지 않으면 피부가 쉽게 망가진다. 몸에서 피부 건강을 담당하는 대표적인 호르몬은 에스트로겐으로, 이 호르몬은 흔히 여성 호르몬이라고 불리며 피부를 매끈하고 탄력 있게 만들어준다. 일반적으로 남성보다 여성의 피부가 좋은 이유가 바로 여기에 있다.

여성이라면 한 번쯤은 월경 주기에 따라 피부 상태가 급변하는 걸 경험해본 적이 있을 것이다. 여성 호르몬인 에스트로겐은 월경 주기에 따라 분비량이 크게 차이가 나는데, 너무 적게 분비가 되어도 혹은 많이 분비가 되어도 결국 호르몬이 불균형해지면서 뾰루지가 생기거나 피부결이 안 좋아지고, 푸석푸석하고 건조해진다.

여성이 폐경을 하고 갱년기가 되면 혈색이 예전 같지 않고, 주름살과 기미, 피부 건조가 심해지는 것도 이러한 이유다. 그래서 여드름이 심한 사람의 경우 피부 치료가 아닌 호르몬 치료를 목적으로 약을 먹는 경우가 많다. 몸속 호르몬을 균형 있게 조절하여 피부를 좋게 만드는 원리다.

"젊은 사람에게도 갱년기가 오나요?"

•

갱년기는 중년이 되어야만 오는 것이라 생각하는데, 단지 중년의 문제만은 아니다. 정상적인 폐경 후 찾아오는 전형적인 갱년기 증상이 있는가 하면, 호르몬 관리를 제대로 하지 못해 폐경이 빨라져서 '조기 갱년기'를 겪기도 한다.

여성 갱년기의 대표 증상인 안면홍조, 발한, 우울감, 무기력증 등은 여성 호르몬의 분비량이 급격하게 떨어지면서 나타난다. 평균적으로 50세 전후로 폐경을 맞는데, 요즘에는 40대, 빠르면 30대에도 폐경을 하는 이들이 많아져 조기 갱년기를 겪는 사람들이 늘어나고 있다. 갱년기는 단순히 나이가 들어서 성 호르몬이 부족해서만이 아니라, 여러 다양한 호르몬들의 저하 현상 때문에 온다.

3,000여 종이 넘는 호르몬은 각자의 역할이 있지만, 모두 연결되어 있다. 그래서 갱년기와 상관없을 것처럼 보이는 호

젊음은 나이가 아니라 호르몬이 만든다

르몬 한두 가지가 비정상적이라면 다른 호르몬에도 영향을 미쳐서 결국 몸속의 모든 호르몬이 위험해지는 것이다. 요즘에는 과도한 스트레스나 불규칙한 생활습관, 서구화된 식생활과 운동 부족 등으로 호르몬 건강에 악영향을 미치는 것들이 많기 때문에 폐경도 빨라지고, 조기 갱년기를 겪는 이들도 많아지고 있다.

그리고 제2, 제3의 갱년기도 있다. "분명 갱년기가 지났는데, 또 갱년기가 온 것처럼 몸이 힘들어요." 요즘 병원을 찾는 나이 든 분들이 "갱년기가 반복되는 것 같다"고 호소한다. 나는 이러한 증상을 '갱년기의 터널'이라고 표현한다. 갱년기가 단막극처럼 짧고 굵게 해피엔딩으로 끝나야 하는데, 마치 막장 드라마의 엔딩처럼 위기 상황이 계속되는 것이다. 그 이유는 나이 들면서 남성 호르몬, 여성 호르몬 외에도 다양한 호르몬들이 순차적으로 저하되기 때문이다. 제2, 제3의 갱년기는 반복되는 호르몬 저하의 스펙트럼으로 보면 된다.

"이유 없이 우울하고 의욕이 없어요"

•

호르몬은 신체 기능 유지 외에도 아주 중요한 역할을 한다. 바로 인간의 감정을 조절하는 것이다. "나이 들면 남자는 감수성이 풍부해지고, 여자는 거칠어진다"는 이야기를 들어보았을 것이다. 이는 중년이 되면서 남자는 남성 호르몬이 줄어든 반면 여성 호르몬이 늘어나고, 여자는 그 반대로 호르몬이 작동하기 때문이다.

호르몬은 생명의 메시지를 전달하는 물질이다. 우리는 흔히 자신의 의지로 감정을 조절할 수 있다고 생각하지만, 감정은 머릿속에서 내가 생각해서 일어나는 반응이 아니라 호르몬에 의해 생기는 것이다. 그래서 내가 어떠한 감정을 느끼고 싶지 않더라도 어쩔 수 없이 느낄 수밖에 없다. 예를 들어, 우리에게 너무나 익숙한 행복 호르몬인 세로토닌과 엔도르핀은 적절하게 분비가 잘 되면 즐겁고 편안하고 행복한 감정을 불러일으키지만, 분비량이 줄어들면 불안하고 우울해져서 몸에 기운이 없고 일상생활에서 활기를 잃는다.

익숙한 또 하나의 호르몬인 도파민은 뇌 세포에 흥분을 전달하는 역할을 한다. 흔히 마음에 드는 이성을 만났을 때 첫눈에 반하게 만드는 역할을 하는 게 바로 도파민이라는 호르몬이다. 이 호르몬은 흥분 호르몬이기 때문에 적절히 분비되면 매사에 열정적이고 의욕이 넘치며 일을 할 때도 집중력을 높이지만, 너무 많이 분비되면 감정기복이 심해지고 산만해진다. 어떤 호르몬이든 균형 있게 잘 분비되면 몸뿐만 아니라 마음과 정신까지도 젊고 건강하게 만들어주지만, 조금만 부족하거나 과해도 우울하거나 불안하게 만든다.

꼭 큰 질병이 아니더라도 일상에서 흔히 겪는 자잘한 증상들의 뒷면에는 호르몬이 도사리고 있다. 예를 들어, 언제부턴가 갑자기 몸이 잘 붓고 살이 찐다면 갑상샘저하증을 의심해 볼 수 있고, 우울하고 피로감이 지속된다면 만성적인 부신기능저하증 때문일지도 모른다. 또 나이가 들면 배가 나오고 살이 찌는 것을 당연하다고 여기지만, 사실은 10년마다 14.4%씩 줄어드는 성장 호르몬 부족이 나잇살의 진짜 주범일 수 있다. 내 몸의 주인이나 다름없는 호르몬, 이제부터라도 철저한 관리가 필요하다.

건강하게 나이 들고 싶다면
호르몬을 바로잡아라

'노화'라는 난제를 풀 실마리

•

젊음과 노화라는 주제를 생각할 때마다 영화 한 편이 떠오른다. 브래드 피트가 주연을 맡았던 〈벤자민 버튼의 시간은 거꾸로 간다〉라는 영화다. 이 영화 속 주인공은 처음 태어났을 때는 주름이 자글자글한 80대 노인이지만, 나이를 먹을수록 노인에서 중년, 청년이 되는 기이한 삶을 산다. 그는 아름다운 한 여인과 뜨거운 사랑을 하지만, 여인은 점점 늙어가는 반면 그는 더 젊어지다가 청소년으로, 아이로 변한다. 세월이 흘러 할머니가 된 여인과 아이가 된 주인공이 손을 잡고 걸어가는 뒷모습이 긴 여운을 남기는 영화다.

젊음은 나이가 아니라 호르몬이 만든다

이 영화를 보면 진정한 젊음이라는 것이 무엇인지 생각하게 된다. 사람이 태어나 시간이 지남에 따라 늙고 노쇠해지다 이 세상을 떠나는 것은 당연한 자연의 이치일 것이다. 그런데 영화 속 주인공은 늙는 게 아니라 점점 싱그러운 청춘이 되어가니 당사자의 기분은 어땠을 것인가? 얼핏 보면 부럽기도 하겠지만 주변의 사랑하는 사람들은 시간의 흐름에 맞게 늙어가는데 자기 혼자만 젊고 어려지는 게 과연 행복할까? 아마도 이 영화는 인간의 나이 듦에 대해 역설적으로 표현하고자 했던 것 같다.

젊음이라는 주제는 의학 종사자에게도 매우 특별한 주제다. 인간으로서 젊음을 최대한 오래 유지하고 싶다는 소망은 의학계에서 여러 연구자들의 도전의 대상이 되어 왔다. 그리고 마치 중세의 연금술이 그러했듯이 수명을 연장하고 젊음을 유지하는 방법에 대한 수많은 연구들은 지금도 여전히 치열하게 진행되고 있다.

지금까지 우리는 호르몬이 젊음과 늙음에 얼마나 큰 영향을 주는지를 말했다. 앞서 계속해서 언급했지만 젊음과 건강을 유지하는 데 있어서 호르몬이 중요한 이유는 청년기를 지나면서부터 우리 몸의 호르몬 분비 능력이 떨어지기 때문이다(대개 20세부터 호르몬 분비량이 조금씩 줄어든다고 보고되어 있다). 나이가 들면서 활력이 떨어지거나, 피로한 날이 많아지거나, 면역력이 떨어지거나, 이런저런 잔병에 시달리는 것도 모두 호르몬 분비에 문제가 생겨서일 가능성이 높다. 호르몬은 우리 몸이 얼마나 젊고 건강한지를 알려주는 지표이자 메신저이며, '청춘 연장'이라는 난제의 실마리를 풀 수 있는 유일한 희망이라 할 수 있다.

호르몬 관리로 건강하게 천천히 나이 들자

•

호르몬이 청춘 연장의 실마리라면, 바꿔 말해 천천히 나이 들고 싶다면 호르몬만 잘 관리하면 된다는 뜻이다. 호르몬은 다양한 질병들, 특히 나이가 들면 누구나 겪을 수 있는 만성 질환의 치료에 두루 활용되고 있다.

흔한 예로 불면증으로 고통받는 사람이라면 멜라토닌 호르몬만 바로잡아도 숙면을 하여 삶의 질을 개선시킬 수 있다. 폐경기 이후 골다공증으로 힘들어하는 갱년기 여성이라면 여성 호르몬을 활용해 더 건강하고 활기찬 중년 이후의 삶을 살 수 있다. 갑상샘저하증을 앓고 있는 환자들은 갑상샘 호르몬제 투여를 통해 얼마든지 건강을 되찾을 수 있다.

사람의 몸속에는 구조적으로 밝혀진 3,000여 종의 호르몬이 있다고 알려져 있다. 하지만 그 기능까지 정확히 알려진 호르몬은 수백 종 정도에 불과하다. 이렇게 현재까지 우리 몸속에 영향을 미친다고 정확하게 알려진 호르몬이 수백 종인데, 완전하게 밝혀지지 않은 수많은 호르몬도 몸속에서 각자의 역할을 하고 있을 테니, 호르몬이 하는 일은 우리가 예상하는 것보다 많다.

아직까지 밝혀지지 않은 많은 호르몬들의 기능과 역할이 의학계의 연구에 의해 속속 드러나고 있다. 외부 스트레스나 침입자로부터 신체를 지키는 보호 장벽이자 버팀목 역할을 하는 호르몬부터 신체 기관의 노화를 촉진하거나 방지하는 호르몬, 특정 질환과 직접적으로 연관되어 치료의 열쇠를 쥐고 있는 호르몬, 신체에 활력을 제공하는 호르몬, 인간의 수명을 직접 관장하는 호르몬까지, 미지의 호르몬들이 더 많이 알려지고 있다. 그동안 치료가 어려웠던 각종 질병들을 치료하고, 노화를 억제하는 비밀의 문이 지금 이 순간에도 활짝 열려 있는 셈이다.

우주 저 너머에 어떤 세계가 있는지 알지 못하듯이 호르몬의 세계도 상상할 수 없을 정도로 광대하며 무궁무진하다. 하지만 인류가 달 착륙을 시초로 하여 멀고 먼 은하계까지 나아가 거대한 우주의 비밀을 밝혀내고 있는 것처럼, 하나의 거대하고 신비한 우주인 몸의 비밀, 그중에서도 정교한 질서를 이루며 신진대사를 관장하는 호르몬의 세계도 그 비밀이 점차 밝혀지고 있다.

그렇다면 이제껏 잘 알지 못했던 호르몬의 구체적인 역할들은 무엇이 있을까? 다음 장에서는 신체와 정신의 건강과 젊음을 직접적으로 좌우하는 호르몬인 인슐린, 성장 호르몬, 멜라토닌, 옥시토신, 이 네 가지 호르몬을 통해 본격적으로 천천히 나이 드는 방법을 찾아 떠나보도록 하겠다.

젊음은 나이가 아니라 호르몬이 만든다

호르몬 건강 자가 진단

호르몬은 대개 20세부터 분비량이 줄어든다. 그러면서 이전에는 없던 증상들이 하나둘씩 나타나는데, 그 원인을 그저 나이 탓이거나 단순 피로라고 생각하는 경우가 많다. 하지만 한두 가지 문제가 계속 쌓이면 몸 전체가 무너진다. 그러니 호르몬이 보내는 적신호를 무시하지 말자.

아래 증상 중 **3개 이상**이 해당된다면, 호르몬 건강에 빨간불이 켜졌다는 신호다. 지금 당장 호르몬을 관리해서 젊음과 건강을 되찾자!

- ☐ 운동을 해도 자꾸 살이 찐다.
- ☐ 땀이 비 오듯이 난다.
- ☐ 밤에 잠을 잘 못 잔다.
- ☐ 상열감(몸에 열이 위로 올라오는 증상)이 든다.
- ☐ 얼굴과 온몸이 잘 붓는다.
- ☐ 실제 나이보다 나이 들어 보인다는 말을 자주 듣는다.
- ☐ 늘 피곤하고, 쉬어도 피로가 풀리지 않는다.
- ☐ 감정 조절이 쉽지 않고 우울하다.
- ☐ 방금 밥을 먹었는데도 자꾸 다른 뭔가가 먹고 싶다.
- ☐ 밤에 화장실을 자주 가고, 항상 목이 마르다.

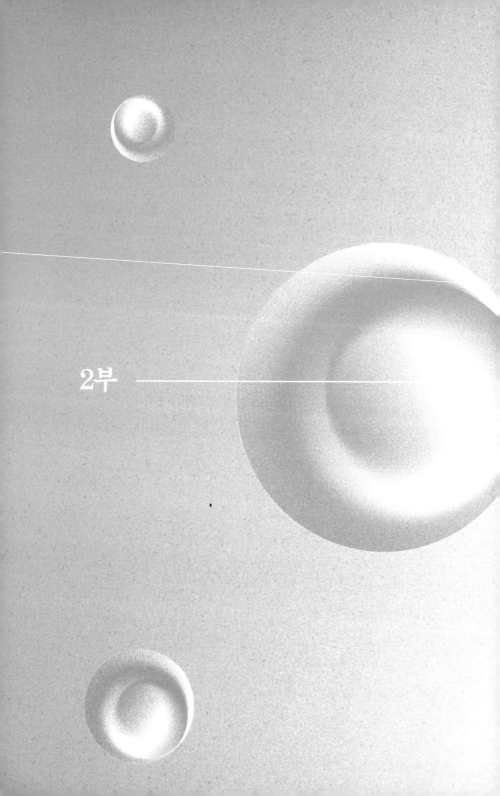

2부

저속노화의 필수
'4대 호르몬'을 잡아라

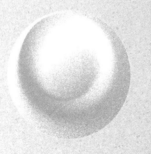

Slow
Aging

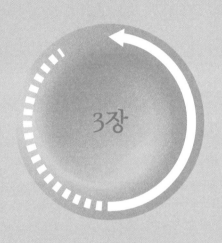

3장

혈관을 맑고 건강하게

혈관 청소부 '인슐린'

○

인슐린이 제 기능을 제대로 하지 못해서 생기는 여러 가지 합병증과
혈관 노화야말로 몸을 늙게 만드는 주범이다.

우리 몸의 혈관 청소부

찌꺼기가 쌓인 자동차 엔진처럼
•

몸을 자동차에 비유한다면, 생명이 유지되도록 지켜주는 몸속의 혈관은 자동차 엔진에 비유할 수 있다. 아무리 매일 세차를 깨끗이 하더라도 엔진 속부터 깨끗하게 관리해야 차가 오래도록 고장 나지 않고 잘 굴러간다. 사람도 마찬가지다. 겉만 열심히 갈고 닦아서는 소용이 없다. 몸속부터 잘 관리해야 고장 나지 않는다. 즉 자동차의 엔진에 해당하는 몸속 혈관부터 관리해야 건강과 젊음을 오래 유지할 수 있다.

만약 자동차에 질 나쁜 오일을 계속 주입한다면 어떻게 될까? 질 나쁜 오일이 들어간다고 해서 자동차가 바로 망가지지는 않는다. 하지만 나쁜 오일은 자동차 안에 있는 수많은 부속 장치에 서서히 나쁜 영향을 끼치고, 그것들이 쌓이고 쌓여서 결국 망가지게 된다. 겉으로는 멀쩡해 보여도 속으로는 계속 병들고 있는 것이다.

혈관도 마찬가지다. 질 나쁜 혈액이 혈관을 타고 온몸을 돌아다닌다고 상상해보자. 몸속에 있는 수많은 장기와 세포에 필요한 에너지원을 전달하는 일을 하는 혈액이 건강하지 않으면 결국 그 혈액이 전달해야 하는 에너지원도 제대로 전달하지 못하고, 전달한다 하더라도 건강하지 않은 상태가 된다.

건강하지 않은 혈액은 어떤 혈액일까? 대표적으로 건강하지 않은 혈액은 당이 많이 섞인 혈액이다. 우리가 음식물을 먹으면 몸속에서 음식물은 당으로 변하고, 그 당이 혈액 안에 들어가 에너지원을 필요로 하는 수많은 장기와 세포에게 이동한다. 그런데 이때 혈액 속에 당이 필요 이상으로 많으면 끈끈한 찌꺼기가 엉겨 붙고, 이 찌꺼기 때문에 혈관 속 여기저기에서 흐름이 막히거나 혈관 벽에 상처가 난다. 이것이 몸 전체를 망가뜨린다. 때문에 혈액이 원활하게 잘 흐르기 위해서는 당이 과하지 않아야 한다.

혈액 속 당이 필요 이상으로 많아지지 않게 적당한 양으로 조절해주는 역할을 하는 호르몬이 바로 '인슐린'이다. 인슐린

젊음은 나이가 아니라 호르몬이 만든다

은 우리 몸에서 혈당을 내려주는 호르몬이다. 그래서 인슐린을 '혈관 청소부'라고 부른다.

몸의 노화는 혈관에서부터 시작된다

●

인슐린과 혈관의 관계는 동전의 앞뒷면과 같은 불가분의 관계다. 인슐린, 아디포넥틴 등의 호르몬은 혈관을 깨끗하게 하여 몸속에서 긍정적인 기능을 하고, 아드레날린, 코르티솔 같은 호르몬은 만성적으로 과하게 분비될 경우 혈관을 지저분하게 하여 부정적인 기능을 한다.

하지만 부정적인 호르몬들도 각자 맡은 역할을 충실히 하면 큰 문제가 되지 않는다. 서로 상생하면서 지나치게 과하거나 모자라지만 않는다면, 아드레날린과 코르티솔도 몸속에서 본래 가진 긍정적인 기능을 한다. 하지만 이 호르몬들이 문제를 일으키면 인슐린 저항성이 생기고, 특히 혈관 청소부인 인슐린의 기능이 떨어지면 여러 합병증이 오고 혈관이 급격하게 노화되고 망가진다.

혈관 건강이 중요한 이유는 우리 몸에서 제일 먼저 노화가 일어나는 곳이 다름 아닌 혈관이고, 혈관이 노화되면 몸 전체가 늙고 병들기 때문이다. 몸속 혈관의 길이를 모세혈관까지 다 이어서 합치면 100만 킬로미터가 넘는다. 지구를 두 바퀴 반이나 돌아야 할 정도로 엄청난 길이인데, 나이가 들면 이 혈관 어딘가에 문제가 생기면서 노화가 진행되고 질병이 생긴다.

그래서 신체의 노화를 막고 싶다면 혈관의 노화부터 예방하고 관리해야 한다. 인슐린 호르몬이 정상적으로 기능하도록 하여 젊고 건강한 혈관을 유지하는 것이 결국 몸 전체를 젊고 건강하게 유지하는 비결이다.

혈관부터 젊고 건강하게

혈액이 끈끈해지면 혈관이 노쇠한다

●

인간이 늙고 병든다는 건 몸속 여러 장기들이 손상되고 대사 기능이 떨어진다는 뜻이다. 장기가 손상되고 대사 기능이 떨어지는 출발점이 바로 혈관이다.

우리가 뭔가를 먹으면 몸속에서 섭취한 음식물이 당분으로 분해되고, 분해된 당분은 혈액 속으로 들어가서 혈당 수치를 상승시킨다. 인슐린은 혈액 속에 있는 이 당분을 몸속에 필요한 세포들에게 전달하는 운전자 역할과 세포의 문을 열어주고 당분이 잘 들어갈 수 있게 하는 열쇠 역할을 한다. 그 역할이 문제없이 이루어지면 세포들은 당분을 받아서 필요한 에너지를 만든다.

그런데 이때 인슐린 호르몬에 문제가 있다면 어떻게 될까? 인슐린이 제 기능을 하지 못하면 혈액 속에 있는 당분이 세포에 들어가지 못해서 몸속 혈당이 높아지고, 혈당이 높아지는 고혈당 상태가 되면 혈액의 점도가 높아져 끈적끈적한 혈액이 된다. 이 상태에서는 혈전이 쉽게 생긴다. 이 끈끈한 혈액 때문에 혈관이 자꾸 충격과 압력을 받아 안쪽 벽이 손상되고 본래 가지고 있던 탄력도 점점 떨어진다.

혈관이 약해지고 망가진다는 것은 혈관이 노화되기 시작한다는 뜻이고, 그것은 곧 몸 전체가 젊음과 건강을 잃어가고 있다는 것이다.

혈관이 젊어야 몸이 젊어진다

•

몸속에 있는 수많은 세포 장기들이 각자 할 일을 잘하면 몸은 큰 이상 반응을 보이지 않는다. 그러면 우리는 몸과 건강에 대해서 깊이 생각하지 않는다. 그리고 언제까지 그 상태가 계속 될 거라고 생각한다. 그러다 어느 날 갑자기 배가 아프거나, 머리가 아프면 그때부터 몸을 살펴본다. 마찬가지

젊음은 나이가 아니라 호르몬이 만든다

로 호르몬도 건강하게 분비되고 제대로 작동할 때는 고마움을 모르다가 제대로 분비되지 않거나 제 기능을 하지 못하면 소중함을 느끼게 된다.

많은 호르몬 중에서도 특히 인슐린에 문제가 생기면 질병으로 이어지기 쉽다. 대표적으로 인슐린 호르몬의 기능에 문제가 생기면 몸이 혈당 조절을 제대로 못 하게 된다. 혈당 조절에 문제가 생겼을 때 가장 먼저 나타나는 문제는 흔히 알고 있는 당뇨병의 발병이다.

당뇨병을 다른 질병과 마찬가지로 단순히 하나의 질병으로 인식해서는 안 된다. 누군가는 암보다도 무서운 게 당뇨병이라고 할 만큼 당뇨병은 몸을 빠르게 노화시키고 병들게 하는 질환이다.

유난히 당뇨병이 무서운 이유는 합병증이 몸 전체에서 오기 때문이다. 사소하게는 원인 모를 가려움증과 무좀 같은 피부 감염부터 시력이 점점 떨어져서 심하면 시력을 잃게 되는 당뇨병성 망막증, 상·하지의 말초 신경이 있는 부위가 저리고 감각이 둔해지는 신경 합병증, 심근경색과 뇌졸중, 협심증 같은 혈관 합병증 등 온몸을 노화시키고 병들게 해서 결국 생명까지 위협하는 게 바로 당뇨병이다.

3명 중 1명은 인슐린에 문제가 있다

●

인슐린 기능 이상으로 생기는 대표적인 질환인 당뇨병은 치료가 어려운 병에 속하지만 아주 흔한 병이기도 하다. 특히 요즘은 젊은 당뇨와 당뇨 전 단계 인구가 급격하게 늘면서 약 1,600만 명이 당뇨병을 앓거나 예비 당뇨병에 속한다. 다시 말해 3명 중 1명은 이미 당뇨병 환자이거나 곧 당뇨병 환자가 될 수 있다는 뜻이다.

물론 당뇨병 환자가 느는 게 비단 한국뿐만은 아니다. 세계적으로도 심각한 수준에 이르렀다. 국제당뇨연맹International Diabetes Federation이 발표한 바에 따르면 현재 20~79세 세계 성인 인구의 10.5%가 당뇨병이고, 2045년에는 전 세계 7억 명이 당뇨병 환자가 될 거라고 예측한다. 가히 '당뇨병 대란' 혹은 '당뇨병 쓰나미' 시대라 할 수 있다.

혈관 건강에 문제가 생겼다는 것은 혈관을 젊고 건강하게 지켜주고 청소부 역할을 하는 인슐린이 정상적으로 기능하고 있지 않다는 의미다. 인슐린의 분비와 작용이 원활하면 혈액이 맑고 깨끗해지며 대사 과정이 순탄하게 이루어진다. 그럼 자연히 혈당이 떨어지고 몸속에 노폐물도 쌓이지 않는다. 이렇게 혈액이 깨끗하고 혈관도 노화되지 않으니 당연히

젊음은 나이가 아니라 호르몬이 만든다

당뇨병도 걸리지 않는다.

당뇨병보다 좀 더 광범위한 개념의 질환인 '대사 증후군'도 사회적으로 문제다. '성인병의 종합세트'라고 불리는 대사 증후군은 만성적인 대사 장애로 인해 당뇨병, 고혈압, 고지혈증, 비만, 심혈관계 질환 등 다양한 질환이 나타나는 것인데, 우리나라는 성인 3명 중 1명이 대사 증후군 환자에 해당될 정도로 비율이 아주 높다. 그만큼 흔하지만 매우 치명적인 질환이라서 대사 증후군에 속하는 5가지 질병들을 일컬어 '죽음의 5중주'라 부르기도 한다.

인슐린 관리와 당뇨병, 대사 증후군은 모두 같은 선상에 놓고 생각해야 한다. 당뇨병이 있는 사람은 없는 사람에 비해 고혈압 발생 확률이 두 배 정도 높고, 처음에는 고혈압으로 시작되었다가 후에 당뇨병이 발생하기도 한다. 고혈압은 동맥경화증, 뇌졸중, 심근경색증, 협심증, 혈관 질환의 원인이 되며, 당뇨병으로 인해 신장 기능이 떨어져 있으면 고혈압이 생기기 쉽다. 대사 증후군 역시 암을 비롯한 광범위한 질병에 직접적인 영향을 끼친다. 이러한 질환들로 고통받는 사람들이 많아졌다는 것은 호르몬 중 인슐린의 기능에 문제가 있는 인구가 많아졌다는 뜻이다.

나이가 들면 여기저기 고장이 나는 게 당연하다고 할지도 모르겠다. 하지만 고장이 안 나도 될 부분이 너무 일찍부터 고장이 난다면, 그리고 그러한 인구가 많아진다면 문제가 될 것이다. 안 아파도 될 사람들이 아프고, 얼마든지 더 젊게 살 수 있는 사람들이 그렇게 살지 못한다는 뜻이기 때문이다.

대사 증후군 진단 기준

다음 중 3개 이상이면 대사 증후군에 해당된다.

- **허리둘레**: 남성 90cm(35인치) 이상, 여성 80cm(31인치) 이상
- **중성지방**: 150mg/dL 이상
- **고밀도 콜레스테롤(HDL)**: 남성 40mg/dL 이하, 여성 50mg/dL 이하
- **혈압**: 130/85mmHg 이상
- **공복혈당**: 100mg/dL 이상

젊음은 나이가 아니라 호르몬이 만든다

인슐린 기능을 망가뜨리는 생활

단순히 인슐린이 부족해서만은 아니다

•

"약도 잘 챙겨 먹고 당뇨 관리를 열심히 하는데, 나아질 기미가 없어요. 도대체 왜 그럴까요?"

당뇨병 때문에 병원을 찾은 남성은 50대 후반으로 몇 년 전에 당뇨병 진단을 받아 열심히 약을 먹고, 관리도 꾸준히 하고 있었다. 그런데 좀처럼 당 수치가 정상으로 돌아오지 않아서 이러다가 합병증이 오지는 않을지 걱정하고 있었다. 정밀검사를 해본 결과 이 남성은 '인슐린 저항성 당뇨병'이었다.

약 100년 전 인슐린 호르몬이 처음 발견되고, 이후 사람들은 인슐린 부족 때문에 당뇨병 같은 고위험성 만성질환이 생기는 줄 알았다. 그래서 부족해진 인슐린만 보충해주면 된다고 생각했다. 그런데 알고 보니 그게 다가 아니었다. 100명의 당뇨병 환자가 있다면, 100명의 증상과 원인이 모두 다르다는 걸 알게 된 것이다. 좀 더 연구를 해보니 단지 인슐린이 모자라기 때문만이 아니라 '인슐린 저항성'이라는 것 때문에 당뇨병이 생긴다는 것을 알게 되었다.

인슐린 저항성이란 인슐린 호르몬에 대한 반응이 정상보다 감소된 것을 말한다. 그래서 인슐린 저항성이 높은 사람은 다른 사람들과 같은 양의 인슐린이 작용해도 혈당이 조금밖에 떨어지지 않는다. 쉽게 말해서 인슐린 호르몬이 나오기는 하는데, 그 효과가 제대로 발휘되지 못하는 것이다. 이 때문에 혈당이 제대로 조절되지 않고, 미처 쓰이지 못한 당분이 혈액 내에 자꾸 쌓여서 혈관부터 시작해 몸 여기저기가 노화되고 결국 고장 나게 된다.

대사 증후군도 정확히 말하면 인슐린 저항성 때문에 생기는 질환이다. 따라서 인슐린 저항성을 치료하는 것은 당뇨병을 포함한 대사 증후군을 예방하고 관리하는 데 있어서 가장 중요한 열쇠라고 할 수 있다.

젊음은 나이가 아니라 호르몬이 만든다

혈관에 찌꺼기를 만드는 습관

•

"당뇨병은 원래 나이가 많거나 가족력이 있어야 걸리는 거 아닌가요? 저는 나이도 젊고 가족력도 없는데, 당뇨병에 걸리나요?"

정기검진을 위해 병원을 찾은 20대 후반의 여성은 검진 결과를 듣고 깜짝 놀라며 물었다. 가족 중에 당뇨병 이력을 가진 사람도 없고, 아직 너무 젊은 나이인데 당뇨병이라고 하니 납득하기 어려운 듯했다. 실제로 최근에는 인슐린 기능에 문제가 생긴 젊은 사람들이 병원을 찾아온다. 20~30대 당뇨병 환자가 급속히 늘고 있는 것이 그 증거다.

젊은 사람들은 젊은 사람대로 너무 일찍부터 혈관 노화가 시작되고, 나이 든 사람들은 나이 든 사람대로 노화가 앞당겨지고 있는 셈이다. 의학은 점점 더 발전하는데, 왜 이런 걸까?

이러한 현상이 일어나는 가장 큰 원인으로는 잘못된 식습관이 있다. 서구화된 고열량·고지방 식단, 불규칙적인 식사 습관, 폭식이나 과식, 밀가루 음식처럼 당 지수가 높은 음식을 지나치게 섭취하는 것 등이다. 운동 부족과 과체중, 비만도 주된 원인인데, 운동을 규칙적으로 하지 않아 근육량이 부족해지면 인슐린 저항성이 생기기 쉬운 몸이 되는데, 이 또한 문제다.

생활 속에서 스트레스를 많이 받는 것도 중요한 이유가 된다. 우리가 갑자기 큰 스트레스를 받으면 부신에서 코르티솔 호르몬이 분비된다. 코르티솔은 몸이 외부에서 받는 스트레스에 맞서 싸울 수 있도록 에너지를 만드는 역할을 하는데, 인슐린과는 반대되는 작용을 하기 때문에 이 호르몬이 지속적으로 과하게 분비되면 인슐린의 기능을 방해하는 결과를 낳는다. 그래서 스트레스가 오래 이어지면 인슐린이 제 기능을 하지 못하게 되어 혈당 조절을 제대로 할 수 없게 되는 것이다.

또한 한국인을 비롯한 아시아인들은 체질상 서양인에 비해 인슐린 분비 기능이 떨어지는 경향이 있다. 몸속은 서양인과 다른데 갑자기 서구적인 음식과 환경을 접하면, 이 또한 인슐린 호르몬의 기능을 망가뜨려서 몸속 노화를 불러일으킨다.

주름보다 혈관 노화부터 막아라

몸속부터 안티에이징 하기

·

우리는 남녀노소를 막론하고 어떻게 하면 좀 더 젊어질 수 있을지를 고민하며 살고 있다. 그래서 좋은 화장품을 바르고, 철마다 유행하는 옷을 입는다. 이처럼 대다수의 사람들이 겉모습을 꾸미는 일에는 노력을 아끼지 않으면서 정작 젊음과 건강의 진짜 열쇠인 호르몬 건강을 가꾸는 일에는 소홀하다.

신체의 젊음과 건강을 좌우하는 대표 호르몬인 인슐린만 잘 관리해도 각종 질병을 예방, 개선하여 몸을 젊고 건강하게 만들 수 있다. 인슐린의 기능을 정상화시키기 위해서는 운동과 식이요법만한 것이 없다. 너무 교과서적인 말이 아니냐고 할지 모르겠지만, 식이요법과 운동으로 평소에 스스로 혈당을 관리하는 것이 인슐린의 기능을 되살리는 가장 좋은 방법임을 강조하고 또 강조하고 싶다.

물론 스트레스와 과로가 일상적인 현대인들은 꾸준한 운동과 식이요법을 어려워하는 경우가 많다. 운동이 좋다는 것을 알고는 있지만 시간이 없어서, 살기 바빠서 못 하는 경우가 대부분이다. 또 당장 눈에 띄는 증상이 없으니 해로운 식습관을 지속하고, 운동을 하지 않은 채 자기도 모르게 병을 키우다가 증상이 나타나면 약물에만 의존하기도 하며, 이런데도 심각성을 깨닫지 못하다가 합병증에 걸린 다음에야 병원을 찾기도 한다.

대사 증후군을 비롯해 인슐린 호르몬과 관련된 질환들은 오랜 기간 여러 가지 요인에 의해 생기는 만성적인 질병인 경우가 대부분이다. 걸리자마자 당장 생명에 지장이 있는 것은 아니지만 발병하면 쉽게 완치되기 어려운 질병이라 미리 조심하고 관리해야 한다. 평생 건강한 몸을 유지하고 싶다면, 몸속 안티에이징 스위치인 인슐린 호르몬부터 관리하자.

젊음은 나이가 아니라 호르몬이 만든다

내 몸의 인슐린 관리자가 되자

•

"정말 감사해요. 유명하다고 소문난 병원 중에 안 다녀본 곳이 없는데, 선생님이 가르쳐주신 대로 했더니 금세 이렇게 달라졌어요."

이 남성은 60대 후반으로 꽤 오랫동안 당뇨병을 앓고 있었다. 당뇨약도 꾸준히 복용하고, 운동과 식이요법도 나름대로 하고 있었는데 혈당 조절이 되지 않아서 나를 찾아왔다. 상담을 해본 결과 남성이 나름 해오던 식이요법과 운동은 인슐린 호르몬을 정상적으로 되돌리기에는 턱없이 부족한 것들이었다. 혈당 수치가 정상 범위에서 많이 벗어난 탓에 급히 여러 가지 정밀검사를 했고, 현재 몸 상태를 정확히 살펴본 후 혈당강하제와 함께 성장 호르몬을 투여하여 근육량을 늘리고 체지방량을 줄이는 치료를 실시했다. 물론 올바른 운동법과 식이요법도 가르쳐주었다. 그 결과 얼마 안 돼서 혈당이 조절되었고, 이후에는 스스로 혈당을 관리할 수 있을 정도의 수준이 되었다.

이처럼 호르몬을 치료하는 방법은 다양하다. 그리고 계속해서 새로운 치료법이 나와서 혈당 관리를 성공적으로 할 수 있는 길이 열리고 있기 때문에, 평소에 조금만 신경 써 스스로 관리하면 오랫동안 몸속 젊음을 유지할 수 있다.

인슐린과 관련된 모든 내분비 질환은 평생 관리를 해야 하는 질환이며, 늘 자신의 상태를 점검해야 하는 생활습관병이다. 아무리 훌륭한 의료진에게 새롭고 효과적인 치료제를 처방받았다 하더라도 환자 스스로가 일상생활에서 식이조절과 운동을 엉망으로 한다면 아무 의미가 없다. 또 약을 먹기 시작하면 평생 먹어야 하거나 내성이 생긴다고 생각해서 주저하는 경우도 있는데, 생활습관을 개선시키고 몸 상태가 변하면 약을 줄이거나 끊을 수 있을 만큼 호전되기도 한다. 그러니 치료 시기를 놓치지 않는 것이 중요하다. 그리고 무엇보다 스스로 자신의 몸을 열심히 관리하려는 관심과 노력이 필요하다.

평소에 인슐린을 어떻게 관리하느냐에 따라 저속노화가 되느냐 가속노화가 되느냐가 결정된다. 누구나 몸속 호르몬을 스스로 돌보는 의사가 될 수 있다. 잘못 관리하면 난치성 질환을 포함한 각종 합병증, 나아가 우울증 같은 마음의 병까지 불러일으켜 본래 나이보다 더 나이 들고 병든 삶을 살지만, 적극적으로 관리한다면 천천히 나이 들고 젊음을 유지하며 건강한 삶을 살 수 있다. 이게 바로 인슐린 호르몬의 힘이다. 환자들에게 명의를 찾지 말고 명환자가 되라는 말을 자주 하는데, 그 이유도 이 때문이다.

내장지방을 줄이면 혈관이 깨끗해진다

•

인슐린을 어떻게 관리해야 할까? 혈당 문제를 일으키는 인슐린 저항성의 가장 큰 원인은 운동 부족, 고칼로리 음식 섭취, 비만, 흡연 등 생활습관에 있다. 때문에 자신의 몸에 맞는 치료제를 처방받고 유지하는 것뿐만 아니라 식습관 관리와 운동법을 지키는 것이 중요하다.

나는 당뇨병으로 진단된 환자들에게 초기 치료를 위해 가장 먼저 식이조절로 혈당을 조절해야 한다고 강조한다. 이와 함께 체중을 2~3% 정도 줄이라고 권유한다. 인슐린 반응성을 좋아지게 만들어 혈당을 효과적으로 조절하기 위해서는 제일 먼저 체지방을 관리하는 습관을 들이는 것이 관건이다. 체중을 조금만 줄여도 혈당을 낮추는 데 큰 도움이 되며, 특히 초기 환자는 합병증 예방에도 큰 역할을 하기 때문이다.

체지방은 심지어 마른 사람들에게도 문제가 된다. 몸이 날씬하건 뚱뚱하건 체지방량이 많다는 건 혈당이 높다는 것이다. 혈당이 높으면 특히 장기를 둘러싼 내장지방이 많이 쌓여 있을 수 있으므로 건강에 좋지 않다. 내장지방이 쌓이면 몸이 자체적으로 내장지방을 분해하려는 일을 하는데, 이때 내장지방이 분해되면서 생기는 유리 지방산이 혈관으로 투입되면 인슐린 기능을 방해하는 인슐린 저항성이 생겨 혈당이 올라가고, 그러면 다시 내장지방이 쌓이는 악순환이 이어진다. 그래서 마른 당뇨병이라는 게 생기는 것이다.

꼭 지켜야 할 식사습관

•

체지방을 줄이기 위해 어떤 습관을 가져야 할까? 일단 식사량 자체를 일정하게 유지하고, 하루 세 끼 식사 시간도 일정한 간격으로 지키는 것이 중요하다. 폭식을 하거나 끼니를 거르는 등 식사량과 간격이 갑자기 늘었다 줄었다 하면 인슐린 분비를 규칙적으로 조절하기 어렵다.

식단을 구성할 때는 개인별 상황에 따라 조금씩 달라질 수 있지만, 일반적으로 탄수화물 50%, 단백질 30%, 지방 20%의 비율로 이루어진 식단을 정량, 골고루, 규칙적으로 섭취해야 한다. 식사 후 디저트나 간식을 먹는 사람들이 많은데, 당 지수가 높은 음식을 자주 섭취하면 인슐린 저항성을 유발하므

젊음은 나이가 아니라 호르몬이 만든다

로 자제해야 한다. 짜고 자극적인 음식, 즉 염분이 많은 음식은 혈압과 혈당을 급격히 올리는 주된 원인이므로 저염식을 하는 게 좋다. 꽁치나 고등어 같은 등푸른생선에는 혈관에 지방이 축적되는 것을 방지해주는 오메가3가 많이 함유되어 있으므로 일주일에 두 번 정도 섭취하면 도움이 된다.

최근 유행처럼 번지고 있는 '거꾸로 식사법'도 실천해볼 만하다. 거꾸로 식사법은 먹는 음식을 크게 바꾸지 않고, 식사량을 줄이지 않으면서도 인슐린 조절과 혈당 관리를 돕는 식사법으로 말 그대로 음식의 순서를 바꾸어서 먹는 방법이다.

지금까지 우리는 탄수화물(밥, 빵 등)을 먼저 먹고, 그다음에 단백질(고기, 생선 등), 마지막으로 채소나 과일을 먹는 방식으로 식사를 해왔다. 그런데 거꾸로 식사법은 이 순서를 바꿔서 채소를 먼저 먹고, 그다음 단백질, 마지막으로 탄수화물을 섭취하는 것을 원칙으로 한다. 단순히 순서를 바꾸어서 먹는 게 효과가 있을까 싶지만, 실제로 음식의 종류뿐만 아니라, 식사 중 무엇을 먼저 먹느냐에 따라 대사적 효과가 달라질 수 있다.

이 방법은 간편하게 따라 할 수 있는 건강한 식습관을 찾는 사람들에게 특히 주목할 만하다. 기존에 먹던 음식을 완전히 끊는 것은 어렵지만, 음식의 순서를 바꾸는 것은 비교적

쉽기 때문이다.

대사 증후군과 관련해 가족력이 있다면 식습관에 특히 신경 쓰며 더욱 주의해야 하고, 가족력이 없더라도 식사나 생활 습관을 평소부터 주의해야 혈관 건강을 지킬 수 있다. 혈관이 건강해야 인슐린 호르몬도 문제없이 활동하여 젊고 건강한 몸을 유지할 수 있다.

젊음은 나이가 아니라 호르몬이 만든다

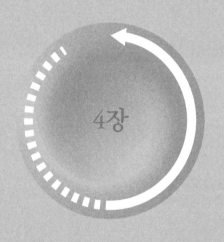

4장

얼굴과 몸을 20대로

청춘의 묘약 '성장 호르몬'

○

성장 호르몬은 뇌 속의 뇌하수체에서 만들어져 평생 분비되는데,
한창 성장 중인 사춘기 아이들뿐만 아니라 이미 성장이 끝난 후의
성인에게도 아주 중요한 역할을 한다.

성인에게도 꼭 필요하다

40대부터는 누구나 부족해진다

•

"성장 호르몬 치료요? 그건 아이들한테나 필요한 것 아닌가요?"

당뇨병을 비롯한 각종 대사 증후군 때문에 진료를 받으러 온 환자들에게 성장 호르몬 치료에 대해 이야기하면 제일 먼저 이런 반응을 보인다.

성장 호르몬이라고 하면 흔히 성장기 어린이와 청소년기 아이들의 키를 클 수 있게 해주는 호르몬이라고 생각하는 것이다. '성장 호르몬 치료'라는 것도 키가 작은 자녀를 걱정하는 부모들만의 관심사로 아는 사람들이 많다. 하지만 이것은 성장 호르몬의 수많은 기능 중 하나일 뿐이다.

성장 호르몬의 여러 기능들 중 가장 중요한 것은 에너지 대사에 관여하는 것이다. 그래서 성장 호르몬이 부족한 사람은 체형만 보아도 알 수 있다. 팔다리는 가는 반면, 복부와 허리에는 체지방이 집중적으로 쌓여 있다. 근육량은 줄어드는 대신 체지방량은 늘어난다. 젊었을 때 없던 뱃살이 나이 들면서 점점 나오는 것도 성장 호르몬이 감소하면서 나타나는 현상이다.

성장 호르몬은 뇌 속에서 만들어져 평생 분비되는데, 나이가 들면 아무것도 하지 않아도 뇌하수체의 기능이 저하되기 때문에 성장 호르몬의 분비량도 급격히 줄어든다. 분비량은 사춘기에 최고조에 이르렀다가, 20대부터 서서히 줄어들기 시작해 10년마다 14.4%씩 감소한다. 30대가 되면 20대의 절반 수준이 되고, 60대에 이르면 20대의 20% 수준으로 떨어진다.

성장 호르몬은 회춘 호르몬?

•

성장 호르몬의 분비량이 줄어든다는 건 다시 말해 노화가 진행된다는 뜻이다. 도대체 성장 호르몬이 무엇이기에 노화

젊음은 나이가 아니라 호르몬이 만든다

와 이렇게 직접적으로 연관성을 가질까?

성장 호르몬은 뇌하수체에서 분비되는 호르몬으로 이름 그대로 신체의 성장 촉진을 돕는 호르몬이다. 1958년 왜소증 환자를 치료하면서 널리 알려졌고, 자녀를 둔 부모라면 한번쯤은 들어봤을 정도로 성장기의 아이들에게 특히 중요하다고 알려진 호르몬이다.

성장 호르몬은 아이들의 뼈, 연골의 성장을 돕고, 지방이 단백질로 합성되는 것을 촉진시켜 근육을 키우는 직접적인 작용을 한다. 그 외에도 심혈관과 뇌, 신장, 생식기 등 여러 장기에 영향을 미쳐서 신체 각 부위의 성장을 돕는 매우 중요한 호르몬이다.

그렇다고 성장 호르몬이 성장기에만 필요한 것은 아니다. 성장기 못지않게 전 생애에 걸쳐 중요한 역할을 한다. 성장 호르몬은 근육량을 늘리고, 단백질을 합성하며, 면역력을 높이는 등 젊음과 건강을 유지하는 데 중요한 역할을 한다.

다른 호르몬들과 마찬가지로 성장 호르몬 역시 너무 많아도 혹은 적어도 문제가 생긴다. 너무 많이 분비되면 말단비대증 같은 질환이 생기지만, 부족하면 아이들에게는 저신장증이 올 수 있고, 성인의 경우엔 각종 성인병과 노화의 원인으로 작용한다. 특히 성장 호르몬이 감소하면 복부비만이 오기 쉬운데, 복부비만은 당뇨병, 고혈압, 고지혈증, 동맥경화증 등 대사 증후군에 걸릴 위험을 높여준다. 또한 근육량 감소, 골밀도 감소, 에너지 저하, 기억력 저하 등 삶의 질이 전반적으로 떨어지게 된다. 그래서 최근에는 성장 호르몬이 성장기 저신장 아이들의 치료에만 쓰이는 것이 아니라 성인, 특히 중년층과 노년층의 대사 증후군 치료 및 노화 방지에도 많이 활용되고 있다.

젊음은 나이가 아니라 호르몬이 만든다

활력과 회춘의 호르몬

나이 들어 보이는 이유?

•

"요즘 들어 부쩍 젊어진 기분입니다. 종일 피곤하던 것도 나아지고, 주변 사람들도 젊어졌다고 많이 얘기해요."

50대 후반의 여성은 호르몬 치료를 받은 이후 가장 큰 변화로 활력을 꼽았다. 평소 이유 없이 피곤한 날이 많았는데, 요즘은 그런 증상이 없다고 했다. 여성의 진단명은 성장 호르몬 결핍증이었다. 여성에게 성장 호르몬을 보충하는 치료를 하자 근육량이 늘고 내장지방이 줄어드는 효과가 나타났다. 물론 식이조절과 운동도 꾸준히 했다. 그러자 치료가 진행됨에 따라 점차 피로감이 줄어들고 활력을 되찾은 것은 물론이고 외모도 한

층 젊어졌다.

성장 호르몬은 젊음을 유지할 수 있게 해준다고 해서 청춘 호르몬이자 회춘 호르몬으로 불린다. 태어나서 죽기 전까지 분비되는데, 관리를 제대로 하지 못하여 성장 호르몬이 결핍되면 일상생활에서 활력이 부족하고 늘 지쳐 보이고 실제 나이보다 더 나이 들어 보인다. 또 성장 호르몬은 몸속에서 단백질 합성을 촉진하기 때문에 부족하면 뼈와 인대가 약해져 관절 질환이 생기기 쉽고, 머리카락이 많이 빠져서 탈모가 오거나 흰머리가 많아지며, 손발톱이 얇아져 잘 부러지거나 상한다.

성장 호르몬은 단백질 종류인 콜라겐 합성에도 영향을 끼치므로 부족해지면 피부 탄력이 줄어서 주름이 많이 생긴다. 성장 촉진과 함께 몸속에 있는 세포를 재생, 복구시키는 역할도 하는데, 몸에 상처가 났을 때 젊어서는 상처가 금방 회복되는 반면 나이가 들면서 회복 속도가 더뎌지는 것도 성장 호르몬이 부족해져서다. 이 모든 증상들은 우리가 흔히 노화의 징후라고 알고 있는 것들이다. 결론적으로 성장 호르몬의 분비량이 젊음의 기준이 되는 셈이다.

젊음은 나이가 아니라 호르몬이 만든다

노화를 방지하는 묘약

●

"40대 후반이 되니 피부 탄력도 떨어지고 나잇살이 늘어 속상했어요. 병원에서 성장 호르몬 부족이 원인일 수 있다고 했을 땐 잘 믿기지 않았지만, 치료를 시작하고 솔직히 많이 놀랐어요. 피부 탄력도 좋아지고, 무엇보다 생기가 돌아오는 게 스스로 느껴질 정도였거든요."

50대를 바라보는 한 여성이 찾아왔다. 젊었을 때부터 피부 관리를 열심히 했는데, 이제는 관리를 해도 효과가 없다며 속 상해했다. 검사 결과 이 여성의 성장 호르몬 수치는 해당 연령대 평균 수치보다 현저히 낮았다. 지금까지 겉으로 보이는 것만 관리하던 여성에게 몸속 성장 호르몬을 관리해야 한다고 하니 처음엔 이해하지 못했다. 성장 호르몬이라고 하면 아이들에게나 필요한 것이라고 알고 있었기 때문이다. 여성에게 성장 호르몬 분비를 촉진하는 치료를 진행했고, 효과는 눈에 띄게 좋았다.

노화란 무엇일까? 활력이 떨어지고, 얼굴에 기미가 생기고, 탱탱하던 피부의 탄력이 떨어져 주름이 늘고, 근육이 줄고, 나잇살이 쪄 내장지방이 생기고, 탈모가 일어나는 것이 노화의 전부일까? 흔히 이와 같은 외모 측면에서의 노화만 생각하기 쉽지만, 노화의 핵심은 이러한 현상들에 관여하는 몸속 성장 호르몬의 급격한 분비량 저하다.

반대로 생각하면 성장 호르몬을 적정 수준으로 유지하는 것이 노화를 방지하고 노화 속도를 늦추는 비결이 된다. 성장 호르몬이 잘 유지되는 사람은 겉보기에도 활기가 있고, 나이에 비해 피부가 좋으며, 관절이 건강하고, 상처가 나더라도 세포 재생이 잘 돼 낫는 속도가 빠르다. 전반적으로 또래보다 젊어 보이고 마치 회춘한 것처럼 생기가 있어 보이는 사람들의 호르몬 검사를 해보면 실제로 성장 호르몬 수치가 잘 유지되고 있는 것을 발견할 수 있다.

성장 호르몬은 세포의 재생과 복원에 관여하며, 특히 피부의 재생 주기에 관여하여 매끈하고 생기 있는 피부를 만들어준다. 나이보다 10년 이상 젊어 보이는 피부의 유일한 비결이 성장 호르몬 분비를 늘리는 것이라고 말할 수 있을 정도다.

성장 호르몬은 노년기 치매 예방에도 직접적인 영향을 끼친다. 뇌의 신경세포 성장에도 관여하는 호르몬이기 때문이다. 그래서 성장 호르몬이 잘 분비되면 뇌를 젊고 건강하게 유지시켜 기억력 감퇴를 막아주고, 치매 발병률도 낮춰준다.

활력을 되찾고, 뼈를 튼튼하게 하고, 탱탱한 피부를 유지해 천천히 나이 들고, 젊어 보이고 싶다면 무엇보다도 성장

젊음은 나이가 아니라 호르몬이 만든다

호르몬을 관리해야 한다. 나이가 들면 20대 때보다 분비량이 현저히 줄어들긴 하지만 개개인의 노력에 따라 얼마든지 일정 수준으로 유지할 수 있다. 구하기 어려울 것 같고 멀게만 느껴지던 청춘의 묘약이 몸속에 이미 존재하고 있는 것이다.

성장 호르몬을 통한 안티에이징

밤 11시 숙면 + 30분간 운동

•

성장 호르몬은 같은 연령대라도 생활습관에 따라 개인차가 많이 나는 호르몬이다. 젊었을 때는 분비량이 왕성해서 개인차가 심하지 않지만, 나이가 들고 분비량이 줄어들기 시작하면 생활습관과 환경에 따라 분비량이 크게 달라진다.

성장 호르몬을 잘 나오게 하려면 어떻게 해야 할까? 방법은 아주 간단하고 쉽다. 잘 먹고 푹 자고 스트레스 받지 않고 열심히 운동하면 된다. 잘 자고, 좋은 음식을 규칙적으로 잘 먹으며, 스트레스 없이 꾸준히 운동하는 것은 사실 모든 호르몬의 분비 촉진을 위해 꼭 필요한 수칙이지만, 특히 성장 호르몬을 위해서는 잘 자고, 균형 잡힌 식사를 하며, 스트레스 받지 않고 규칙적으로 운동해야 한다.

성장 호르몬은 자는 동안 분비가 되는데, 그렇다고 자는 내내 계속 분비되는 것은 아니고 수면 주기에 맞춰서 분비된다. 예를 들어, 하루에 8시간을 잔다고 가정했을 때 잠이 막 든 후 3시간이 가장 깊게 자는 시간인데, 이때 성장 호르몬의 하루 분비량 중 3분의 2 정도가 나온다. 그래서 잠을 자더라도 뒤척거리거나 금방 깨는 얕은 수면이 아니라 충분히 숙면을 해야 성장 호르몬이 왕성하게 나와서 천천히 나이 들고 젊음을 유지할 수 있다.

근육이 많아야 성장 호르몬도 많이 나온다

•

성장 호르몬과 운동은 떼려야 뗄 수 없을 정도로 깊은 관계성을 가진다. 성장 호르몬은 하루 중에도 분비량이 계속 변하는데, 주로 잘 때와 운동할 때 많이 나온다. 밤에는 깊이 잘 때 많이 분비되고, 낮에는 근육을 쓰는 운동을 할 때 많이 분비된다.

햇볕을 받으면 멜라토닌 호르몬의 분비도 촉진되므로 밤

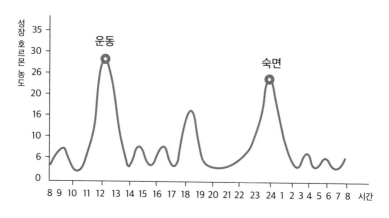

성장 호르몬의 24시간 분비 양상

에는 잘 자고, 낮에는 밖에 나와서 햇볕을 받으며 근육량을 늘리는 운동을 하면 성장 호르몬과 멜라토닌을 동시에 관리할 수 있다.

나이가 들면서 성장 호르몬 분비량이 급격하게 줄고, 그러면서 자연히 뼈와 근육을 만들어내는 일도 몸속에서 많이 하지 못하므로 근육량도 줄어든다. 그런데 근육량이 줄어든 상태로 계속 두면서 근력 운동을 하지 않으면 성장 호르몬이 더 적게 분비된다. 닭이 먼저냐 달걀이 먼저냐고 할 정도로 몸속 근육량과 성장 호르몬의 상관관계는 아주 깊다.

몸 전체의 근육량을 일정하게 유지하는 것은 성장 호르몬 분비를 촉진하는 데 큰 도움이 되므로 근육을 만드는 운동을

젊음은 나이가 아니라 호르몬이 만든다

하는 게 좋다. 체력이 예전 같지 않은데 무리해서 강도 높은 운동을 하면 부상 위험이 있으므로 처음에는 빠르게 걷기나 계단 오르내리기부터 시작해서 점차 강도를 높여서 실시한다. 하체 근력과 온몸을 사용하는 운동을 하되, 매일 30분 이상 규칙적으로 꾸준히 하는 게 좋다.

스트레스는 성장 호르몬의 가장 큰 적

●

극소량이라도 죽을 때까지 분비되는 성장 호르몬에 가장 큰 적은 스트레스다. 스트레스를 받으면 코르티솔이라는 스트레스 호르몬이 많이 분비되는데, 성장 호르몬은 코르티솔 호르몬과 반대로 움직이는 특성이 있다. 그래서 코르티솔 호르몬이 지속적으로 많이 분비되면 성장 호르몬의 분비에 직접적인 악영향을 끼치게 된다. 스트레스에 시달리고 마음이 괴로우면 그만큼 성장 호르몬도 적게 나오고, 그 결과 노화를 재촉하는 셈이 되는 것이다.

또한 스트레스는 수면의 질을 저하시킨다. 잘 자는 것은 성장 호르몬 분비에 아주 중요해서 숙면을 해야 하는데, 스트레스 때문에 잠을 잘 자지 못하면 간접적으로 성장 호르몬 분비도 현저히 떨어질 수밖에 없다.

　스트레스는 만병의 근원이면서 동시에 노화의 근원이기도 하다. 밝고 긍정적인 마음은 성장 호르몬의 분비를 촉진시켜 젊음의 활력을 지키는 중요한 비법이다. 젊음과 건강을 오랫동안 유지하고 싶다면 그날 받은 스트레스는 바로 해소하도록 하자.

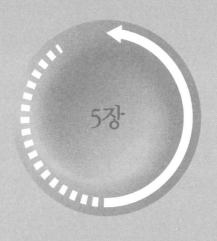

5장

만병을 이기는 비책
면역 지킴이 '멜라토닌'

○

멜라토닌 호르몬에 문제가 생겼을 때 제일 먼저 나타나는 현상은
잘 못 자는 것이다. 밤이 되어도 잠에 들라는 메시지를 받지 못해서
몸이 숙면을 하지 못하니 만병이 시작된다.

밤에는 불을 꺼라

불면증은 현대인의 고질병

•

"나이가 들수록 점점 더 잠을 깊이 못 자겠어요. 푹 자본 게 언제인지 모르겠어요."

불면증을 호소하며 병원을 찾은 남성은 60대 초반으로 최근 직장에서 퇴직 후 그동안 부족했던 잠도 실컷 자고 휴식을 만끽할 작정이었다고 한다. 그런데 막상 밤에 누우면 휴대폰을 들여다보며 한참을 뒤척이기 일쑤였다. 겨우 억지로 잠을 청해도 두세 시간 만에 눈이 떠져서 몹시 괴롭다는 것이다. 남성은 보기에도 굉장히 피로해 보였다. 그 탓인지 실제보다 더 나이 들어 보였고, 약간의 우울증 증세도 보였다.

잠을 잘 자지 못하거나 수면리듬이 깨진 여러 가지 증상들을 통틀어 수면장애라고 한다. 누워도 잠들기가 어렵거나, 깊이 잠들지 못하고 자주 깨거나, 수면시간이 줄어드는 불면증은 대표적인 수면장애의 한 종류다.

아침에 일어나도 잘 잤다는 느낌이 안 들고, 온종일 기운이 없고, 자도 자도 개운하지 않은 것 또한 수면장애 증상들이다. 또 흔히 해외여행을 갔을 때 며칠 동안 시차 때문에 밤낮이 뒤바뀌어 밤에 말똥말똥하고 낮에 눈꺼풀이 무거운 현상도 일시적인 수면장애에 속한다.

이 남성의 호르몬 수치를 검사하니 전반적인 호르몬 부족과 불균형이 나타났다. 그중에서도 특히 멜라토닌의 저하를 의심할 수 있는 소견이 나왔다.

불면증과 멜라토닌의 연결고리

•

진료를 하다 보면 다양한 수면장애 환자들을 만나게 된다. 특히 갱년기의 남녀, 그리고 제2의 갱년기에 해당되는 노년층이 수면장애를 많이 겪는다. 잠을 잘 못 잔다고 호소하는 환자들은 예전에도 있었지만, 요즘 들어 그 숫자가 부쩍 늘어

젊음은 나이가 아니라 호르몬이 만든다

나고, 연령대도 다양해졌다.

예전에 나를 찾아왔던 한 남자 고등학생은 또래에 비해 2차 성징이 제대로 발현되지 못해 고등학생인데도 앳된 중학생처럼 보였다. 학년이 올라가면서 학업성적이 점점 떨어지고 수면장애를 자주 겪었다. 이 환자의 호르몬 상태를 검사해보니 역시 멜라토닌 호르몬 수치가 굉장히 낮게 나왔다. 이처럼 요즘에는 남녀노소 할 것 없이 불면증과 같은 수면장애를 호소하는 사람들이 많다. 도대체 그 이유가 뭘까?

"예전에는 정해진 시간에 잘 자고, 잘 일어났어요. 그런데 요즘에는 밤잠이 점점 줄어들면서 아침잠이 늘었고, 아침에 마냥 늦게 일어날 수 없으니 결국 하루에 자는 시간이 너무 짧아졌어요."

이 여성은 40대 초반으로 밤에 수면 패턴이 들쑥날쑥해서 제대로 못 잔다며 병원을 찾았다. 검사를 해보니 이 여성 역시 멜라토닌 수치가 평균 연령에 비해 현저하게 낮았다. 불면증으로 고통받는 사람들이나 일시적으로라도 수면장애를 겪는 사람들의 몸속을 검사하면 대부분 멜라토닌 호르몬의 수치가 아주 낮게 측정된다.

멜라토닌 수치가 낮으면 왜 잠을 못 잘까? 멜라토닌은 우리 뇌 속에 있는 송과선이라는 곳에서 분비되는 호르몬으로 우리 몸에서 특히 중요한 핵심 호르몬이다. 멜라토닌은 활성산소를 제거하는 항산화 호르몬이며, 면역력을 높여서 만병을 예방하고, 렙틴 호르몬 분비에 영향을 주어 체중 증가를 막으며, 혈압의 자율 조절에도 관여한다.

나이가 들면 몸속 호르몬의 분비량이 전반적으로 많이 줄어드는데, 멜라토닌 호르몬도 예외는 아니다. 나이가 지긋하신 어르신들이 "나이가 들면 잠이 없어진다"는 말씀을 하는 걸 들어 보았을 것이다. 노년층의 불면증과 수면장애는 다른 연령층보다 멜라토닌 호르몬에 더 큰 영향을 받는다.

나이가 들면서 잠이 줄어드는 가장 큰 이유는 생체리듬이 변하기 때문이다. 나이가 들면 젊었을 때보다는 상대적으로 활동량이 적어지고, 체력이 떨어져 바깥 활동을 많이 하지 않아 제대로 햇볕을 쬐는 일도 많지 않다. 이러면 자연스레 몸에서 필요로 하는 하루의 수면량이 줄어든다. 수면량이 줄어드니 멜라토닌 호르몬은 적게 분비되고, 짧은 시간 자는 잠도 제대로 푹 자지 못하니 또 멜라토닌 호르몬의 분비가 제대로 이뤄지지 않는다. 이러한 악순환이 이어지면서, 멜라토닌도 수면량도 점점 줄어드는 것이다.

멜라토닌 호르몬은 하루 중에서도 어두울 때 분비된다. 일반적으로 해가 지고 어두워지면서 주변에 빛의 밝기가 일정 수준 이하로 떨어지면 그때부터 뇌 속의 송과선에서 멜라토닌이 분비된다. 그런데 이 부분에 문제가 생기면 멜라토닌이 제대로 분비되지 않고, 결국 잠도 제대로 못 자게 된다. 이처럼 멜라토닌 분비에 문제가 생겼을 때 제일 먼저 나타나는 현상이 바로 잠을 못 자는 것이다. 밤이 되어도 자라는 메시지를 못 받아 몸이 숙면하지 못하니 여기서부터 만병이 시작된다.

불을 꺼야 잘 잘 수 있는 이유

●

시간상 밤이 됐다고 해서 멜라토닌이 저절로 분비되는 것은 아니다. 오히려 그 반대다. 멜라토닌이 분비되어야 우리 몸은 지금이 밤이라는 것을 알아차린다. 그리고 비로소 잠에 들 수 있게 된다. 다시 말해 멜라토닌은 우리 몸에게 '이제 밤이 되었으니 잠을 자라'고 신호를 보내는 일을 한다.

만약 밤 12시에 침실에 불을 환하게 켜놓으면 어떨까? 몸속에는 생체시계가 있는데, 이 시계를 자극하는 가장 강력한 요인이 바로 빛이다. 빛은 눈을 감고 있어도 눈꺼풀 위 피부를 뚫고 망막에 닿는데, 망막에 빛이 닿으면 생체시계는 몸에게 활동하는 시간이라고 알려준다. 그러면 뇌 속의 송과선도

대낮으로 인식해서 멜라토닌을 정상적으로 분비시키지 않는다. 멜라토닌이 분비되지 않으니 뇌와 몸은 '잠을 자라'는 신호를 받지 못하고, 그러면 아무리 우리가 지금은 밤 12시라고 알고 있어도 몸은 지금이 낮이라고 착각해서 잘 준비를 안 하는 것이다. 침실에 불을 환하게 켜놓고 자면 오랜 시간을 자도 다음 날 피곤한 이유가 바로 이 때문이다. 환한 불빛 아래에서 자면 멜라토닌 분비가 정상적으로 되지 않아서 잠을 설치고, 그러면 면역기능이 떨어져 외부 스트레스에 쉽게 노출되고 무너진다. 또 성장 호르몬처럼 수면 중에 분비되는 수많은 호르몬들이 제대로 분비되지 않아서 결국 호르몬의 불균형을 일으키고 노화가 급속도로 진행되며 만병이 찾아온다.

멜라토닌은 인간의 수면을 지배하는 밤의 호르몬이자 만병을 예방해주는 면역 호르몬이다. 개운하게 잘 자려면 멜라토닌이 제대로 분비되어야 하고, 그러려면 불을 끄고 깜깜한 환경을 만들어주는 게 중요하다.

멜라토닌 교란의 주범들

블루라이트는 잠을 쫓아낸다

다양한 수면장애를 겪는 현대인들이 밤에 일하거나 활동하는 것도 문제지만, 가장 큰 문제는 불빛이다. 그중에서도 특히 TV, 컴퓨터, 휴대폰 등 전자기기 화면에서 나오는 '블루라이트'는 생체시계를 교란시키고 멜라토닌의 정상적인 분비를 방해한다.

블루라이트에 항상 노출되고, 밤을 환하게 밝히는 도시의 불빛에 익숙해지고 밤낮이 구분되지 않는 생활을 하게 되면서 대다수의 현대인은 멜라토닌 호르몬의 정상적인 분비가 교란된 채 수면장애를 일상적으로 겪게 되었다.

호르몬 기능이 떨어진 중년층, 노년층뿐만 아니라 젊은 사람들 중에도 불면증에 시달리는 경우가 부쩍 많아졌는데, 밤마다 인공 불빛에 노출되어 있기 때문이다. 이로 인해 호르몬 불균형을 겪고, 각종 질병에 시달리는 것은 어찌 보면 당연한 일이다.

밤 문화가 건강을 해친다

•

수면장애는 나이가 들면서 호르몬 분비가 전반적으로 줄어들고 호르몬 균형이 깨져서 생기기도 하지만 환경적인 영향도 매우 크다. 왜냐하면 현대인은 밤과 낮이 따로 구분되지 않는 환경에서 살고 있기 때문이다.

원래 인류는 오랜 세월 동안 낮에는 빛을 쬐고 밤에는 어둠 속에서 잠을 자는 생활을 해왔고, 이러한 패턴을 몸속에 새겨두고 있다. 호르몬 시스템도 바로 이러한 리듬에 따라 움직인다.

사실 인공조명이 발명되어 밤이 대낮처럼 환해지고 인간이 밤에 많은 활동을 하게 된 역사는 불과 100년도 되지 않는다. 말하자면 지금 우리의 몸은 인류 진화 역사상 한 번도 겪

젊음은 나이가 아니라 호르몬이 만든다

어보지 못한 생체 시스템의 엄청난 스트레스를 감당해야 하는 것이다.

밤이 사라진 불야성의 도시에서 인간은 밤 시간을 활용하여 일을 하거나 밤 문화를 즐길 수 있게 되었다. 그 대가로 육체적인 휴식과 재충전의 시간은 잃어버리고 말았다. 이것은 인간의 몸에, 특히 호르몬 건강에 여러모로 치명적인 악영향을 끼친다.

야식은 호르몬 교란의 원인

●

인체의 호르몬 교란으로 발생하는 또 하나의 대표적인 증상이 바로 야식 증후군이다. 요즘 많은 사람들이 야식 증후군을 경험하는데, 야식 증후군이란 하루에 섭취해야 하는 칼로리의 절반 이상을 야간에 섭취하는 것을 말한다. 밤늦은 시간에 음식을 섭취하는 사람들, 배가 고파 잠이 안 온다며 음식을 먹어야만 잠이 드는 사람들이 있다. 하지만 야식은 신체 리듬과 전혀 맞지 않는 식습관이다.

본래 건강한 몸은 밤이 되면 음식을 먹지 않고 잠을 자는 것을 자연스럽게 받아들인다. 밤에는 부교감신경이 우세하게 되어 체내 칼로리 및 에너지를 소모하기보다는 유지하고 저장하는 방향으로 대사가 이뤄진다. 그런데 야식 증후군처럼 밤에 과다한 칼로리를 섭취하면 급격하게 혈당을 높이고 지방을 축적시켜 결국 비만, 당뇨병, 대사 증후군의 원인이 된다.

성인뿐만 아니라 아이들의 생활도 우려할 만하다. 요즘에는 초등학생들도 밤 11시 이전에 잠자리에 들지 않는 경우가 많다. 늦은 시간까지 학원을 전전하거나 심지어 공부를 해야 한다며 잠 안 오는 약을 먹기도 한다. 이러한 생활이 계속되면 한창 성장기에 있는 아이들은 수면 중에 분비가 왕성하게 이루어지는 성장 호르몬이 부족해진다. 그러면 뼈, 근육이 발달하지 않아 키가 크지 않고, 면역력도 떨어져 각종 질병에 걸릴 확률이 높아지므로 주의해야 한다.

젊음은 나이가 아니라 호르몬이 만든다

수면의 질이 곧 삶의 질

스트레스를 받으면 못 자는 이유

•

멜라토닌은 빛의 영향도 많이 받지만, 생활패턴이 불규칙하거나 스트레스가 심하거나 밤에 일을 하느라 낮과 밤이 뒤바뀐 생활을 해도 분비되지 않는다. 왜냐하면 불규칙한 생활패턴은 몸속에서 스트레스 요인이 되어 전반적인 호르몬 균형을 깨뜨리고, 호르몬의 균형이 깨지면 멜라토닌도 직접적인 영향을 받기 때문이다.

이것을 몸으로 직접 느끼는 시기가 중년 이후부터다. 10~20대까지는 특별한 상황이 아니라면 전반적인 호르몬 분비량 자체가 충분한 편이다. 그래서 건강을 해치는 불규칙한 생활패턴을 잠시 지속해도 비교적 빠르게 호르몬 재생산이 이루어진다. 잠을 좀 적게 자도 혹은 밤낮이 뒤바뀐 생활을 해도 회복이 빠르고 잠도 다시 잘 잘 수 있다.

그런데 20세부터 조금씩 감소하던 호르몬 분비량은 30대 후반부터는 전반적으로 저하될 뿐만 아니라 부족해진 호르몬의 회복 속도도 느리고, 때에 따라서는 아예 회복이 안 되기도 한다. 그래서 나이가 들수록 낮에 활동하고 밤에 자며, 매일 일정한 시간에 자고 일어나 식사하는 생활을 해야 몸속 호르몬 균형을 유지할 수 있다. 그러면 멜라토닌도 제때 제대로 분비되고 노화를 늦출 수 있다.

멜라토닌은 밤에 잠을 잘 자게 해주는 역할뿐 아니라 혈압과 혈당을 정상적으로 유지하게 해주는 역할도 한다. 또 면역 호르몬이라고 불릴 만큼 면역력에도 큰 영향을 끼친다. 멜라토닌 호르몬이 제 기능을 하지 못하는 사람들은 평소 쉽게 감기에 걸리고, 감기에 걸리면 유난히 오래 가고, 장염이 자주 생기는 등 면역력이 부족할 때 생기는 증상을 보인다. 그래서 멜라토닌 분비가 제대로 되지 않는 사람들을 살펴보면 특별히 뭔가를 하지 않아도 컨디션이 안 좋고 어딘가 건강에 문제가 있는 경우가 많다.

멜라토닌은 그 자체로 강력한 활성산소 청소부다. 멜라토

젊음은 나이가 아니라 호르몬이 만든다

닌은 피로와 스트레스로 가득한 우리 몸의 활성산소를 깨끗이 없애는 역할도 한다. 누적된 활성산소는 노화와 각종 질병, 암을 부르는 원인이 되기 때문에, 밤에 잠을 잘 자서 멜라토닌이 정상적으로 분비되도록 하는 게 가장 확실한 안티에이징이자 천천히 나이 드는 방법이라고 할 수 있다.

잠 못 자는 미인은 없다

•

"미인은 잠꾸러기"라는 말을 들어봤을 것이다. 단 하루라도 잠을 잘 못 자면 다음 날 눈이 퀭하고 피부는 푸석푸석해지고 눈 밑에 시커먼 다크서클이 생긴다. 아무리 예쁘고 잘생긴 사람도 피부가 거칠고 눈 밑이 시커멓게 되면 결코 예뻐 보이지 않는다.

멜라토닌 호르몬이 문제없이 왕성하게 분비되어 질 높은 수면을 취하면 기미, 주름, 홍반 등이 옅어지고, 얼굴도 생기가 넘쳐 제 나이보다 젊어 보일 수 있다. 만약 내 피부가 어느 순간부터 거칠어지고 다크서클이 짙어졌다면, 멜라토닌 호르몬을 점검해 볼 필요가 있다.

멜라토닌은 비만과도 연관이 있다. 멜라토닌이 잘 분비되면 아이리신이라는 호르몬도 함께 잘 분비되는데, 아이리신은 지방을 태우는 역할을 한다. 몸의 지방 중에는 비만의 원인이 되는 백색지방과 불필요한 지방을 태우는 이로운 지방인 갈색지방이 있는데, 아이리신 호르몬은 백색지방을 갈색지방으로 바꾸는 일을 한다. 즉 멜라토닌이 잘 나와야 아이리신이 나오고, 아이리신이 잘 나와야 몸속에 있는 해로운 지방을 태워 비만을 예방할 수 있는 것이다.

결국 '진짜' 젊고 건강한 사람은 겉으로 보이는 치장을 잘하는 사람이 아니라 잠을 잘 자서 멜라토닌이 정상적으로 분비되어 우리 몸이 가지고 있는 본연의 자연스러운 생기와 활력이 넘치는 사람이다.

젊음은 나이가 아니라 호르몬이 만든다

어둠 속의 건강 지킴이

노화를 막아주는 일등공신

•

멜라토닌은 뇌에서 분비되는 호르몬 중에서도 최상위 호르몬으로, 다른 호르몬들의 정상적인 기능에 두루 작용한다. 한 예로, 멜라토닌은 행복 호르몬인 세로토닌과 세트로 움직인다. 밤에 왕성하게 분비되는 멜라토닌을 밤의 호르몬이라고 한다면, 세로토닌은 낮에 많이 분비되어서 낮의 호르몬이라 부른다.

세로토닌이 정상적으로 활성화되면 밤에는 멜라토닌이 문제없이 분비된다. 세로토닌, 멜라토닌 모두 우리에게 행복한 감정을 불러일으키는 호르몬인데, 관리만 잘하면 몸은 물론 마음까지 밝고 활기차게 해주니 가히 감정과 정신의 노화까지 막아주는 회춘 호르몬의 최고봉이라 할 수 있다.

멜라토닌은 성장 호르몬과도 연관이 있다. 멜라토닌이 왕성하게 분비되는 질 좋은 수면 시간은 성장 호르몬이 활발하게 분비되는 시간이다. 특히 성장기 아이들은 규칙적으로 자는 습관을 들여야 질 좋은 수면을 할 수 있고, 그래야 키도 크고 건강하게 성장한다. 성인도 매일 비슷한 시간에 자는 습관을 들여야 멜라토닌과 성장 호르몬이 잘 분비되고, 중년기와 노년기를 젊고 건강하게 살 수 있다.

또한 멜라토닌은 면역력을 키워 감염과 무서운 암까지도 막아준다. 최근 연구에 의하면 멜라토닌이 면역세포를 활성화시키고 암을 예방하는 기능을 하는 것으로 알려졌다. 면역세포인 T세포 생산을 돕고, 암세포의 증식을 늦추거나 암 발생을 예방하는 효과가 있으며, 콜레스테롤의 생성을 억제해서 동맥경화도 예방한다.

이처럼 멜라토닌은 몸속과 겉에서 일어나는 모든 노화를 막아주는 데 일등공신이다. 노화와 젊음의 기준은 사람마다 다를 수 있지만, 건강한 신체와 생기 넘치고 젊어 보이는 외모를 가진 게 젊음의 기준이라고 본다면, 멜라토닌 호르몬만큼 젊음을 유지시키고 되돌려주는 호르몬은 없을 것이다. 그

젊음은 나이가 아니라 호르몬이 만든다

래서 요즘에는 멜라토닌 호르몬으로 만든 치료약으로 청춘을 연장시키고 각종 질병을 치유할 수 있는 가능성이 계속 열리고 있다.

보약 챙겨먹듯 햇볕을 쬐어라

•

그렇다면 멜라토닌 호르몬을 어떻게 관리해야 할까? 아주 간단하다. 멜라토닌은 낮에 햇볕을 30분 이상만 쬐어도 정상적인 분비를 촉진할 수 있다. 낮에 햇볕을 쬘수록 밤에 멜라토닌이 잘 분비되며, 매일 일정 시간 이상 햇볕을 규칙적으로 쬐는 습관을 들이면 멜라토닌을 비롯해 세로토닌도 활성화된다. 기분이 처지고 우울할수록 햇볕을 많이 쬐라는 이유도 이런 호르몬들의 분비량을 늘리기 위함이다.

그래서 나는 환자들에게 운동을 권할 때 가급적 실내보다 야외에서 운동할 것을 추천한다. 물론 실내에서 하는 운동도 안 하는 것보다는 낫지만, 건강과 면역의 가장 기본인 멜라토닌 분비를 정상화하기 위해서는 햇볕을 규칙적으로 쬐는 것만큼 큰 효과를 주는 방법은 없다.

햇볕이 멜라토닌 분비를 촉진하는 것은 세로토닌과도 관

계가 있다. 세로토닌은 감정, 기분, 행동, 기억 등을 조절하는 신경 전달 물질로 뇌의 솔기핵raphe nucleus에서 분비된다. 낮에 햇볕을 쬐면 솔기핵에서 세로토닌을 분비하여 뇌 전체로 보낸다. 그리고 밤이 되면 송과선이 이것을 가져다가 멜라토닌으로 합성한다. 즉 세로토닌이 충분히 분비되어야 멜라토닌도 충분히 나오는 것이다.

시간 맞춰 약을 먹듯이 햇볕도 계획을 세워 규칙적으로 쬐일 필요가 있다. 자외선이 너무 강한 한낮을 피해서 하루 30분씩 걷기나 조깅을 한다면 더할 나위 없이 좋을 것이다. 이것이 어렵다면 햇볕 아래에서 휴식을 취하는 것도 호르몬 분비에 도움이 된다. 햇볕이 좋은 날에는 집의 창문을 열어 실내 채광을 좋게 하는 것만으로도 세로토닌과 멜라토닌 분비를 늘리는 데 도움이 되고, 몸에 필요한 비타민D까지 생성시킬 수 있으니 일석이조다.

이처럼 숙면과 건강, 면역력, 젊음과 노화 방지의 비밀을 쥐고 있는 멜라토닌은 가히 건강 지킴이, 미모 지킴이, 면역 지킴이, 마음 지킴이 호르몬이라 할 수 있다. 그러고 보면 "잠이 보약이다"라는 옛말은 의학적으로도 딱 맞는 말이라 할 수 있다.

　　　　　　　젊음은 나이가 아니라 호르몬이 만든다

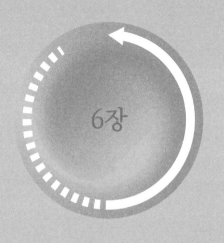

6장

사회적·정신적 건강도 젊게
사랑과 배려의 '옥시토신'

○

옥시토신 호르몬이 부족해지면 타인에 대한 배려와 이해가 떨어져서
배타적으로 되고, 고립감을 느끼게 된다. 또한 인지기능과도
연관성이 높아서 건망증, 치매 등 뇌 건강에 영향을 준다.

치매를 만나지 않는 건강 지킴이

세상에서 가장 슬픈 병

•

'세상에서 가장 슬픈 병'으로 불리는 치매는 뇌 기능 손상으로 인해 인지기능이 저하되어, 소중한 가족과 친구와의 추억과 기억을 잃게 만든다.

고령화와 초고령화 시대를 맞이하며 치매에 대한 관심은 날로 증가하고 있다. 특히 한국은 전 세계에서 가장 빠르게 노인 인구가 늘어나는 국가로, 나이가 들면서 인지기능 저하와 치매에 대한 두려움이 커지고 있다. 실제로 나를 찾은 많은 환자들도 이러한 부분을 염려한다.

고령화 가속화로 치매 환자가 해마다 늘어, 현재 국내 치매 환자는 2025년 기준 108만 4천 명, 2040년에는 217만 7천 명, 2050년에는 302만 7천 명으로 증가할 것으로 예측되며, 2050년에는 우리나라 노인의 16%가 치매를 앓게 될 것으로 보인다.

호르몬은 치매에도 큰 영향을 미친다. 그 이유는 호르몬이 뇌의 기능과 구조에 직접적인 영향을 미치기 때문이다. 호르몬은 신체의 다양한 생리적 과정에 관여하며, 특히 뇌의 발달과 유지에 중요한 역할을 한다.

많은 호르몬이 치매와 관련이 있다. 스트레스 호르몬인 코르티솔은 장기간 높은 수준이면 해마와 같은 뇌 영역에 손상을 줄 수 있다. 해마는 기억 형성에 중요한 역할을 하므로, 지속적인 스트레스와 높은 코르티솔 수치는 인지기능 저하와 치매 위험을 증가시킬 수 있다. 또 여성 호르몬인 에스트로겐은 뇌 세포의 성장과 보호에 기여하여, 연구에 따르면 에스트로겐은 뇌 혈류를 증가시키고 항산화 효과를 제공하여 신경 세포를 보호한다. 그래서 폐경 후 에스트로겐 수치가 감소하면 치매 위험이 증가할 가능성이 높다.

젊음은 나이가 아니라 호르몬이 만든다

치매와 옥시토신의 관계

•

다양한 호르몬이 치매와 관련이 있지만, 그중에서도 사회적 유대감을 강화하는 호르몬인 옥시토신은 치매와 상관관계가 아주 높다.

옥시토신은 뇌하수체 후엽에서 분비되는 호르몬으로, 나이가 들수록 그 분비량이 자연스럽게 감소한다. 특히 40대 이후부터 현저하게 줄어들기 시작하는데, 단순히 호르몬 분비량의 감소뿐만 아니라 호르몬 수용체의 감수성도 함께 저하된다.

최근 많은 연구에서 옥시토신이 치매와 관련된 인지 저하를 개선할 가능성이 있다는 흥미로운 결과가 나왔다. 퇴행성 뇌 질환인 알츠하이머 치매는 베타 아밀로이드라는 단백질이 뇌에 과도하게 쌓여 신경세포에 안 좋은 영향을 주어 발생하는 것으로 알려져 있다. 이에 일본 도쿄대학교 사이토 아키요시 교수 연구팀은 알츠하이머 치매의 주요 원인인 베타 아밀로이드 단백질에 옥시토신이 어떤 영향을 미치는지 알아보고자 연구를 진행했다.

먼저 연구팀은 실험용 쥐를 통해 베타 아밀로이드 단백질이 해마를 관류할 때 뉴런의 신호 능력이 감소하거나 시냅스

가소성이 손상되지는 않는지 확인한 후 옥시토신을 추가 관류했다. 연구 결과, 옥시토신을 추가 관류할 때 뉴런의 신호 능력이 증가하고 베타 아밀로이드가 유발하는 시냅스 가소성의 손상이 회복하는 것을 확인했다.

이러한 연구 결과는 옥시토신이 치매에 큰 영향을 준다는 걸 증명하며, 불치병이라 불리는 치매에 새로운 치료 가능성을 열어줄 수 있다는 희망을 준다. 물론 사람에게 적용하기까지는 추가적인 연구가 필요하지만, 옥시토신이 치매와 관련된 인지 장애를 극복하는 데 중요한 역할을 할 수 있을 것으로 기대된다.

뇌도 마음도 천천히 나이 들 수 있다

●

세계보건기구WHO에서는 건강을 네 가지로 정의한다. 신체적 건강, 정신적 건강, 영적 건강 그리고 사회적 건강이다. 이 네 가지 건강은 서로 연결되어 있으며, 천천히 나이 들고 싶다면 이 네 가지의 균형이 아주 중요하다.

신체적 건강은 질병이나 부상 없이 일상생활을 원활하게 할 수 있는 기초다. 건강한 신체는 에너지를 제공하고, 활동적인 삶을 가능하게 하며, 남은 세 가지 건강을 뒷받침한다. 정신적 건강은 스트레스와 어려움에 대처할 수 있는 능력을 말한다. 긍정적인 사고와 감정 조절은 삶의 질을 높이고, 신체적 건강에도 긍정적인 영향을 미친다. 사회적 건강은 인간관계의 질과 높은 만족도를 뜻한다. 좋은 사회적 관계는 지지와 소속감을 제공하며, 이는 정신적 건강을 강화하고 스트레스를 줄이는 데 도움이 된다. 영적 건강은 개인의 가치관과 삶의 목적을 찾는 데 도움을 준다. 내면의 평화를 느끼고 삶의 의미를 발견하는 것은 정신적 안정과 행복을 높인다. 네 가지 중 하나라도 부족하면, 결국 도미노처럼 다른 세 가지도 무너지게 된다. 즉 건강하고 젊게, 천천히 나이 들고 싶다면 이 네 가지 건강을 골고루 잘 보살펴야 한다.

그중 어쩌면 가장 어렵고 난해한 사회적 건강은 어떻게 하면 잘 지킬 수 있을까? 사회적 건강도 호르몬으로 관리할 수 있다. 그 호르몬이 바로 옥시토신이다.

나이가 들면 옥시토신도 줄어든다. 옥시토신은 '사랑 호르몬', '행복 호르몬'이라고 불리는 도파민이나 엔도르핀과 비슷하게 '사랑과 배려의 호르몬'이라고 불린다. 그런데 나이가 들면서 옥시토신은 물론이고 도파민과 엔도르핀도 줄어드니, 나이가 들면 열정이 사라지는 이유가 이 때문이다. 나이

들면서 자연스럽게 분비가 줄어드는 옥시토신을 외면하지 않고, 꾸준히 분비될 수 있도록 잘 관리하면 정신적 건강과 사회적 건강은 걱정할 필요가 없다. 옥시토신만 잘 관리한다면 사회적으로도, 정신적으로도 천천히 나이 들 수 있다.

몸도 마음도 젊고 건강하게

옥시토신이란?

•

옥시토신 호르몬은 '사랑 호르몬'이라고 불릴 정도로, 모성애, 끈끈한 부부애, 공동체 의식, 신뢰, 애착, 공감능력 등과 관련이 있다. 남성보다 여성에게 더 많이 분비되며 많이 분비될수록 스스로 더 분비를 촉진하는 포지티브 되먹임 구조를 가지고 있다.

옥시토신이 우리 몸에서 가장 큰 역할을 하는 것은 바로 사회적 유대감을 형성하고, 사랑하는 감정을 일깨우며, 신뢰를 형성하여, 인간관계를 유지하고 건강하게 만들어준다는 점이다. 저속노화 호르몬에 옥시토신이 절대 빠질 수 없는 이유가 여기에 있다.

하버드 대학교에서 발표된 한 연구에 따르면, 나이 들어서도 건강한 사람들의 공통점이 '좋은 인간관계'다. 가족이든 친구든 동료든, 누구라도 사랑하고 신뢰할 수 있는 사람과 꾸준히 관계를 맺으면 옥시토신 분비는 활성화되고, 그러면 자연히 건강하게 천천히 나이 든다.

옥시토신은 뇌에서도 신경전달물질로 작용하여 사랑과 유대감과 관련된 다양한 인간 행동에 영향을 준다. 호감 가는 사람을 보았거나 매력을 느낄 때, 감정적인 교류가 있을 때, 포옹이나 키스 등을 할 때 옥시토신이 분비된다. 그리고 이때 옥시토신은 상대와의 유대관계를 맺는 데 중요한 역할을 한다. 또한 옥시토신은 부모와 자식 간의 애정과 보살핌을 증진시키고, 협력과 신탁감을 높이며, 불안과 스트레스를 낮추어서 정신적인 건강뿐 아니라 사회적인 건강을 만들어낸다.

이 밖에도 옥시토신은 항우울제와 유사한 기능이 있다. 특히 성관계 후 행복감을 느끼는 데 옥시토신이 크게 작용하는데, 이러한 작용은 남성보다 여성에서 두드러지게 나타난다. 그 이유는 성 호르몬의 차이에 있다. 여성 호르몬인 에스트로겐은 시상하부에서 옥시토신의 분비를 높이고 편도체에서 옥시토신 수용체와의 결합을 촉진한다. 반면에 남성 호르몬

젊음은 나이가 아니라 호르몬이 만든다

인 테스토스테론은 오히려 옥시토신 분비를 억제한다.

사회적·정신적 건강은 물론이고 신체적 건강에도 옥시토신은 큰 영향을 미친다. 옥시토신은 혈압과 스트레스를 낮추고, 고통을 감소시킨다. 이처럼 나이 들면서 겪게 되는 모든 어려움을 해결해주는 해결사 역할을 하는 만큼 호르몬 저속노화 프로그램에 결코 빠져서는 안 되는 호르몬이다.

모성애를 일으키는 뇌 속의 화학물질

•

옥시토신은 모성 행동에 중요한 영향을 미치는 호르몬이다. 1979년에 이 호르몬에 대한 재미있고 놀라운 연구가 발표됐다. 옥시토신 호르몬이 모성 행동에 큰 영향을 준다는 놀라운 사실을 밝혀낸 것이다. 새끼를 낳은 적이 없는 쥐의 뇌에 옥시토신을 주입하자 갑자기 둥지를 만들고 한 번도 본 적 없는 새끼 쥐를 데려와 핥거나 보듬으며 정성스럽게 돌보는 모습을 보이기 시작했다.

옥시토신이 뇌에서 모성의 감정을 일으킨다는 것은 당시로서는 엄청난 발견이었다. 옥시토신은 호르몬과 신경전달물질 중에서 비교적 일찍 발견된 물질이다. 이는 과학자들에게 큰 충격을 주었고, 옥시토신이 단순히 출산과 젖 분비를 돕는 역할을 넘어 모성 감정을 유도할 수 있다는 가능성을 보여주었다.

이후 연구자들은 옥시토신의 역할을 더 깊이 탐구했다. 1987년에는 막 출산한 쥐에게 옥시토신 억제제를 투여했더니, 엄마로서 해야 하는 모성 행동이 지연되는 현상이 나타났다. 심지어 6마리 중 2마리는 한 시간이 지나도록 새끼를 들어 올릴 생각조차 하지 않았다. 이는 옥시토신의 분비가 모성 행동을 하는 데 매우 중요하다는 걸 증명한 것이다.

2011년에는 더욱 놀라운 연구 결과가 나왔다. 이번에는 새끼를 낳은 적 없는 쥐에게 옥시토신을 주입했는데, 쥐의 뇌가 엄마 쥐의 뇌처럼 변하며 새끼를 돌보는 행동을 시작한 것이다. 주입 전에는 새끼의 울음소리에 관심도 없고, 심지어 귀찮다는 듯 행동했던 쥐가 옥시토신을 주입하자 엄마 쥐로 돌변하여 새끼를 돌보는 행위를 한 것이다.

이러한 연구들은 옥시토신이 모성 행동뿐만 아니라 다양한 사회적 행동과 감정에도 영향을 미칠 수 있다는 것을 알려주었다.

젊음은 나이가 아니라 호르몬이 만든다

노화와 옥시토신의 상관관계

•

옥시토신은 뇌하수체 후엽에서 분비되는 호르몬으로, 다른 호르몬처럼 40대 이후부터 분비량이 감소하기 시작한다. 사회적·정신적 건강에 큰 역할을 하는 옥시토신의 분비가 줄어들면 어떻게 될까?

한마디로 외로워진다. 생각해보자. 나이가 들면 젊었을 때와 달리 사회적으로 고립될 수밖에 없다. 왕성했던 사회생활을 못 하게 되고, 하루가 멀다 하고 만나던 친구, 동료와의 만남도 이런저런 이유로 뜸해진다. 자식들은 모두 장성하여 제 짝을 만나 각자의 삶을 살고, 배우자가 일찍 세상을 떠나기라도 했다면 결국 혼자 남는다. 이런 생활에 익숙해지면 마음은 늙고, 배타적으로 변하게 된다. 문제는 이런 환경이 옥시토신 분비를 더욱 저하시킨다는 점이다.

나이가 들어 옥시토신 분비가 떨어지면 사람들과의 만남에도 시큰둥해지고, 공감 능력도 이전보다는 줄어들며, 무엇을 향한 열정이나 애정도 줄어든다. 그러니 자연히 우울감이 생기고, 더더욱 사람들과의 만남을 기피한다. 악순환이 되는 것이다.

특히 고령화 사회로 더욱 문제가 되고 있는 치매에도 옥시토신은 아주 중요한 역할을 한다. 옥시토신 저하는 뇌세포 보호 기능 약화, 신경 재생 능력 저하, 사회적 고립, 스트레스 증가 등 치매를 일으키는 직간접적인 요인이 된다. 세계보건 기구에서 말하는 네 가지 건강에 '사회적 건강'이 포함된 이유도, 사회적으로 건강해야 치매에서 조금이라도 멀어질 수 있기 때문이다.

그뿐인가. 옥시토신은 사회적·정신적 노화뿐 아니라 신체적 노화를 개선하는 데도 아주 중요한 역할을 한다. 옥시토신은 발달, 성장, 치유, 생식 등 사회적 행동 적응을 촉진하고 외상, 질병, 스트레스로 인한 신체적·정서적 손상을 예방한다. 또한 혈압을 정상 범위로 유지시키고, 스트레스 호르몬인 코르티솔 수치를 조절하는 데도 도움이 된다. 또한 높은 수치의 옥시토신은 근육세포를 포함하여 노화된 줄기세포 재생 촉진과 노화를 예방하는 데도 큰 도움이 되는 것으로 나타났다.

캘리포니아 생명공학 연구소는 난소를 제거한 쥐에게 옥시토신을 투여하면 골다공증을 막을 수 있다는 사실을 발견했고, 한 실험을 통해 옥시토신이 근육 건강에 영향을 미친다는 것을 입증했다. 나이 든 쥐와 어린 쥐를 비교 검사한 결과, 나이 든 쥐는 어린 쥐보다 근육 줄기세포에 옥시토신 수용체

젊음은 나이가 아니라 호르몬이 만든다

가 적은 것으로 나타났다. 그런데 나이 든 쥐에게 4일간 옥시토신을 피하 주사하고 근육이 손상된 후 다시 5일간 옥시토신을 피하 주사했더니, 옥시토신을 투여하지 않은 쥐보다 손상된 근육이 훨씬 빠르게 회복됐다.

나이 든 쥐에게 옥시토신을 투여했을 때 손상된 근육이 회복된 정도는 어린 쥐의 80% 수준이었으며, 어린 쥐는 옥시토신을 투여해도 손상된 근육이 회복되는 정도에 차이가 없었고, 옥시토신의 효과를 억제했을 때는 나이 든 쥐와 마찬가지로 손상된 근육이 회복되지 않았다. 다시 일부 쥐에게 옥시토신 유전자를 억제시키고 다른 쥐와 비교했는데, 어릴 때는 근육량이나 손상된 근육의 회복 정도에 차이가 없었지만, 옥시토신 유전자를 억제시킨 쥐가 다 자란 후에는 조기 노화의 징후를 확인할 수 있었다. 이 실험은 옥시토신이 사회적·정신적 건강은 물론이고, 신체 노화 방지에서 중요한 근육 건강 유지에 아주 큰 역할을 한다는 걸 보여주는 것이다.

4대 호르몬과 상관관계가 높은 호르몬

호르몬은 상관관계가 높다. 그래서 호르몬을 정확하게 이해하려면 호르몬들끼리 서로 상호작용하는 것까지 알아야 한다. 호르몬에 대한 연구는 현재도 계속 진행 중이며, 존재가 밝혀진 호르몬은 3,000여 종에 불과해서 지금 단계에서 이 모든 걸 다 이해하기에는 어려움이 있다. 이 책에서 소개하는 젊음과 건강에 직접적으로 관여하는 4대 호르몬인 '인슐린, 성장 호르몬, 멜라토닌, 옥시토신', 이 4가지 호르몬과 상관관계가 높은 호르몬만이라도 함께 이해하면 4대 호르몬을 관리하는 데 큰 도움이 될 것이다.

세로토닌

행복 호르몬, 긍정 호르몬이라고 불리며, 해가 떠 있는 오전부터 해가 지는 초저녁까지 왕성하게 분비되어 낮의 호르몬이라고도 불린다. 세로토닌이 정상 분비되면 정서적으로 만족감과 안정감이 생긴다. 스트레스를 받거나 기분이 좋지 않을 때 햇볕을 받으며 산책을 하면 나아지는 이유가 세로토닌 분비가 촉진되기 때문이다. 세로토닌이 문제없이 잘 분비되고 제 기능을 하면 밤의 호르몬인 멜라토닌의 분비를 돕는 역할도 한다.

코르티솔

부신에서 분비되는 호르몬으로 신체의 급성 스트레스 반응을 조절하는 기능을 한다. 갑자기 병이 생기거나 체온의 변화 등 신체에 위기 상황이 오면 혈압과 혈당을 상승시키고 체온을 올리며 신체를 각성시키는 방향으로 작용한다. 급성 스트레스 상황에서는 코르티솔의 분비로 인해 신체의 신진대사가 균형을 이룰 수 있지만, 지속적으로 스트레스에 노출되면 코르티솔 호르몬 수치도 만성적으로 높게 유지되고, 고혈당 및 고혈압 발생 가능성이 높아져 인슐린 저항성이 증가할 수 있다.

도파민

두 얼굴의 호르몬, 보상 호르몬이자 충동의 호르몬으로, 호르몬이자 중추신경계에 작용하는 신경전달물질이다. 도파민은 우리가 무엇인가를 성취했을 때, 기쁨을 느끼거나 보상받을 때 분비된다. 예를 들어, 해결하기 어려운 문제를 해결하거나 오랫동안 꾸었던 꿈을 이루었을 때 느껴지는 쾌감이 바로 도파민 때문이다. 도파민이 과도하게 분비될 경우 불면증이 생기거나, 수면의 질을 떨어뜨리는데 정도가 심할 경우 멜라토닌에 영향을 줄 수 있다. 멜라토닌은 주로 생체 리듬과 수면을 조절하고, 도파민은 각성과 보상을 담당하므로 이 두 호르몬의 균형이 반드시 필요하다. 밤에는 멜라토닌이 충분히 분비될 수 있도록 하고, 낮에는 도파민이 활발하게 작용할 수 있도록 하는 게 좋다.

아드레날린

흥분 호르몬이라 불리며, 부신에서 분비된다. 이 호르몬은 교감신경을 흥분시키고 혈당량을 증가시키며, 심장 기능을 강화시켜 혈압을 오르게 한다. 몸이 갑작스러운 위기 상황에 빠졌을 때는 몸을 살리는 긍정적인 역할을 하지만, 이 상태가 지속되면 고혈압, 고혈당 등 몸에 스트레스가 될 만한 요인이 만성화되어 호르몬 균형에 악영향을 미친다. 특히 아드레날린의 과도 분비는 멜라토닌에 여러 가지 영향을 미칠 수 있다. 멜라토닌은 수면을 유도하는 호르몬으로 주로 밤에 분비되는데, 아드레날린이 과도하게 분비되면 신체가 각성 상태에 머물러 멜라토닌의 작용이 억제되어 수면의 질이 저하될 수 있다. 또한 멜라토닌은 생체 시계를 조절하는 역할을 하기 때문에 아드레날린의 과도한 분비는 생체 리듬을 교란시킬 수 있다. 이러한 영향으로 인해 수면 부족이나 피로감이 증가할 수 있으며, 장기적으로는 건강에 부정적인 영향을 끼친다.

여성 호르몬

뇌하수체에서 분비되는 황체 형성 호르몬이 난소의 수용체에 결합하면서 분비된다. 생식, 발생, 성 기능을 조절하는 기능을 하며, 에스트로겐, 프로게스테론이 이에 속한다. 이 호르몬들의 균형을 통해 여성의 월경과 배란주기가 조절된다. 이 호르몬은 근육량을 유지시키고 지방의 축적을 억제하는 효과가 있어 인슐린 저항성을 낮추는 일을 한다.

남성 호르몬

뇌하수체에서 분비되는 황체 형성 호르몬이 고환의 수용체와 결합하면서 분비된다. 고환에서 분비되는 테스토스테론은 2차 성징을 유발하며, 정자의 성숙, 성 기능 조절 등의 역할을 한다. 여성 호르몬과 동일하게 신체의 근육량을 유지시키고 지방이 쌓이는 걸 막아준다. 남성 호르몬은 성장 호르몬과 서로 상호작용하며 신체의 성장과 발달에 중요한 역할을 한다. 남성 호르몬은 성장 호르몬의 분비를 자극할 수 있으며, 이는 근육량 증가와 뼈의 밀도 향상에 기여한다. 반대로 성장 호르몬은 남성 호르몬의 효과를 증대시켜 근육 발달과 체지방 감소를 촉진한다. 이처럼 두 호르몬은 서로 보완적인 관계를 가지기 때문에 신체 발달에 필수적이다.

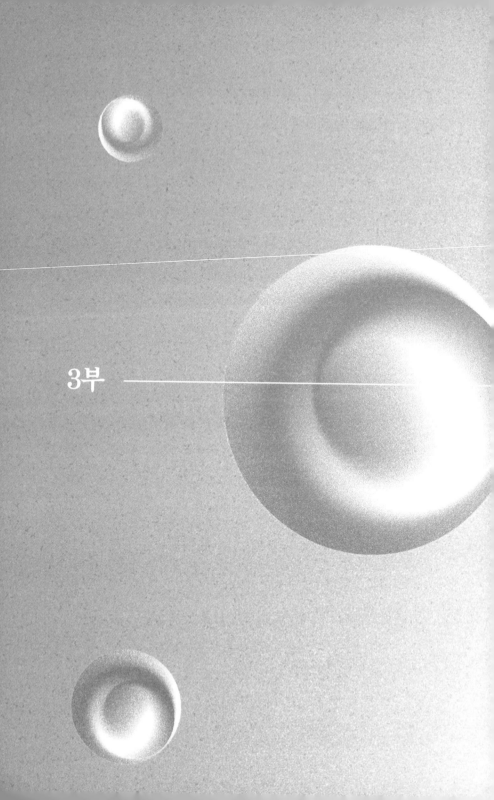

3부

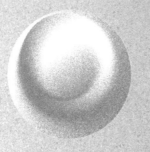

호르몬 저속노화
프로그램

Slow
Aging

호르몬 기능을 되살리는
저속노화 프로그램

젊고 건강한 삶을 위해 가장 중요한 호르몬 사총사, '인슐린, 성장 호르몬, 멜라토닌, 옥시토신'의 기능을 되살리면 누구나 젊고 건강하며 천천히 나이 드는 삶을 살 수 있다. 그러려면 어떻게 먹고, 운동하고, 생활해야 할까?

나는 그동안 다양한 호르몬 질환으로 힘들어하는 수많은 환자를 만났다. 질병의 종류와 증상의 심각성 정도에 따라 환자마다 다른 처방을 하게 되지만, 모든 환자들에게 반드시 강조하는 것은 일상에서의 습관, 그중에서도 음식, 운동, 생활습관을 건강하게 바꾸고 꾸준히 지키라고 당부한다.

실제로 환자들을 오랜 기간 지켜보면 호르몬에 문제가 생겼을 때 약물 치료만 기대하고 평소에 아무것도 하지 않는 사람들과 내가 권유한 음식, 운동, 생활수칙을 꾸준히 실천한 사람들과는 큰 차이가 났다. 그 변화는 나는 물론이고, 환자 본인들도 놀랄 정도였다.

그래서 나는 그동안 환자들에게 직접 권유하고 조언한 내용들을 바탕으로 지금 당장 호르몬에 문제가 있는 사람들뿐만 아니라 평생 젊고 건강한 몸을 유지하며 살고 싶은 많은 사람들에게 혼자서도 호르몬 건강을 지킬 수 있는 방법을 전하기 위해 실천 프로그램을 만들었다.

'호르몬 저속노화 프로그램'은 인슐린, 성장 호르몬, 멜라토닌, 옥시토신을 집중 관리하는 프로그램으로 요약하면 다음과 같다.

- **'인슐린'**을 살려 혈관을 맑고 건강하게 만들어서 몸속 대사적 젊음 되찾기
- **'성장 호르몬'**을 살려 얼굴과 몸의 신체적 젊음 되찾기
- **'멜라토닌'**을 살려 면역력을 키우며 마음의 젊음 되찾기
- **'옥시토신'**을 살려 사회적·정신적 젊음 되찾기

한 가지 알아둘 점은 '호르몬 저속노화 프로그램'이라고 해서 일시적으로만 따라 하고 끝나는 게 아니라는 것이다. 이

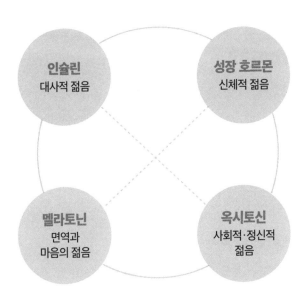

호르몬 저속노화 프로그램

프로그램의 기본 취지는 호르몬 건강을 지키는 법을 '습관화'하는 것에 있다. 운동, 식이조절, 생활습관을 바꾸는 것 모두 호르몬 때문이 아니라 건강하게 살기 위해 익히 듣던 방법이다. 하지만 그 방법들이 정확하게 어디에 어떻게 좋은지 모르고, 그저 좋으니 따라 하라고 소개하는 것만으로는 습관화하기 쉽지 않다는 걸 많은 환자들을 만나면서 알게 됐다. 그래서 각각의 방법들이 어떤 호르몬에 어떤 효과를 주는지를 설명하고, 그 방법을 잘 따라 해서 생기는 변화들까지 함께 소개하기로 했다.

호르몬은 몸속에서 각각 따로 움직이며 기능하는 게 아니라 복합적으로 서로 상생하며 작용하기 때문에, 어떤 호르몬을 먼저 강화시킬지는 스스로 정하면 된다. 물론 가장 좋은 방법은 '호르몬 저속노화 프로그램'에서 소개하는 방법을 모두 동시다발로 하는 것이다. 하지만 처음부터 생활 전반을 바꾸는 게 쉬운 것은 아니니, 우선 본인이 가장 접근하기 쉬운 것부터 시작하면 된다. 단, 한 가지 염두에 두어야 할 것은 '인슐린' 관리를 가장 먼저 시작하면 좋다. 식이조절을 통해서 신진대사의 균형을 먼저 맞추고 양질의 영양소 공급을 진행한 이후에 운동을 하면 근육량의 증가 및 긍정적 효과를 가지는 호르몬의 분비를 더욱 높일 수 있기 때문이다.

예를 들면, 우선 식이조절하는 것에 집중하여 나쁘게 고착된 습관을 바로잡고, 그다음에 운동을 통해 호르몬 분비량을 활성화시킬 수 있는 성장 호르몬에 집중하고, 틈틈이 생활습관을 바꿔 멜라토닌과 옥시토신을 관리하여 몸과 마음을 최대한 천천히 나이 들게, 젊고 건강하게 만드는 것이다. 이때 주의해야 할 점은 식이조절이 어느 정도 됐다고 해서 그것을 끊고 운동을 하는 게 아니라, 계속 이어서 천천히 나이 드는 몸을 만들기 위해 습관화시키는 것이다.

'호르몬 저속노화 프로그램'의 효과는 사람마다 다르다. 누

젊음은 나이가 아니라 호르몬이 만든다

구는 2~3주 만에 효과가 나타나기도 하고, 누구는 한두 달이 필요할 수도 있다. 현재 호르몬 불균형이 얼마큼인지에 따라서도 차이가 날 수 있다. 하지만 단언컨대 이 프로그램을 꾸준히 따라 한다면, 약물 치료나 의료 시술 없이도 젊어지고 건강해지는 기적을 몸소 경험할 수 있을 것이다.

그럼 이제부터 음식, 운동, 생활습관으로 이어지는 인슐린, 성장 호르몬, 멜라토닌, 옥시토신 프로그램을 하나씩 따라가보자.

Slow
Aging

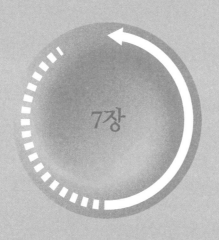

7장

혈관 청소부
'인슐린' 살리기

CHECK

- ☑ 당 지수가 낮은 음식으로 식단 짜기

- ☑ 매일 정해진 시간에 식사하기

- ☑ 끼니를 거르거나 폭식하지 않기

- ☑ 야식 안 먹기

- ☑ 거꾸로 식사하기

젊고 건강한 몸을 만드는
식사 수칙

식단이 바뀌면 호르몬이 바뀐다

●

　호르몬 건강을 위해 제일 먼저 바꿔야 할 것은 '먹는 것'과 '먹는 습관'이다. 젊음과 건강을 지키고 되돌리려면 인슐린 호르몬이 먼저 정상적으로 활동해야 하는데, 인슐린 호르몬에 가장 직접적인 영향을 미치는 게 바로 식습관이다. 식습관이 바로잡히면 인슐린이 정상화되고, 그러면 각종 질병으로부터 멀어지며 이후 성장 호르몬 분비를 촉진시키는 운동을 할 때에도 더욱 큰 효과를 불러온다.

　몸속에 있는 3,000여 종의 호르몬 균형을 위해서 중요한 역할을 하는 게 인슐린, 성장 호르몬, 멜라토닌, 옥시토신인데, 이 중에서 음식을 통해 직접적으로 조절할 수 있는 게 인슐린 호르몬이다.

인슐린 호르몬은 음식의 당 지수나 함유 성분에 크게 영향을 받는다. 따라서 인슐린을 집중 관리할 때는 먹는 습관부터 변화시키려는 노력이 필요하다. 식단을 바꾸고, 식사시간을 꼬박꼬박 지키고, 식사하는 방법을 바꾸고, 해로운 음식을 멀리하는 것만으로도 우리 몸은 변하기 시작한다.

당 지수가 높은 음식은 피하라

•

흔히 다이어트나 건강을 생각할 때 이 음식이 몇 칼로리인지를 따지는 경우가 많다. 하지만 호르몬 건강을 위해서는 칼로리보다 당 지수GI, Glycemic Index를 살펴봐야 한다.

당 지수가 높은 음식이란 '혈당을 빨리 올리는' 음식을 말한다. 보통 70 이상이면 당 지수가 높은 음식, 69에서 56 사이면 보통인 음식, 55 이하면 당 지수가 낮은 음식에 속한다. 탄수화물이 당 지수가 높은 편인데, 그중에서도 빵이나 과자 같은 밀가루 음식, 설탕, 흰쌀밥, 액상과당 등은 당 지수가 아주 높은 편에 속한다.

젊음은 나이가 아니라 호르몬이 만든다

같은 칼로리라 하더라도 당 지수가 높은 음식을 먹으면 혈당이 급격히 올라가서 인슐린 호르몬이 과도하게 분비된다. 과도한 인슐린 분비는 췌장을 피로하게 만들어서 당뇨병을 유발하는 원인이 된다. 또한 피로감을 느끼게 하는 산화물질을 발생시키며, 정상적인 대사 기능을 방해해서 젊음과 건강을 잃게 한다.

한 예를 들면, 일반적으로 과일은 다이어트와 피부 미용 등에 효과가 있어 몸에 좋은 음식으로 알려져 있다. 그러나 과일에는 당 지수가 높은 게 많다. 따라서 무턱대고 과일만 먹으면 오히려 역효과를 불러일으킬 수 있어서 호르몬 건강을 위해서는 과일도 당 지수가 낮은 것으로 신경 써서 골라 먹는 게 좋다. 딸기나 사과는 당 지수가 낮고, 수박이나 감은 당 지수가 높다. 또 식단도 당 지수가 낮은 음식이 골고루 포함되도록 하여 균형을 맞추어야 한다.

매일 같은 시간에 규칙적으로 먹어라

•

몸속에서 인슐린 호르몬이 제 기능을 잘 하도록 하려면 규칙적으로 식사하는 습관을 들여야 한다. 즉 과식하지 않고 적당한 양을 먹되, 반드시 매일 정해진 시간에 규칙적으로 먹는 것이 곧 몸속을 젊고 건강하게 만드는 방법이다.

식사시간이 매일 불규칙하거나, 밥을 먹지 않고 건너뛰거나, 식사시간 외에 간식이나 야식을 지나치게 많이 먹으면 인슐린 호르몬은 쉴 틈 없이 계속 일해서 쉽게 피로해진다. 인슐린 호르몬만 피로해지는 것이 아니라 상관관계에 있는 다른 호르몬들이 도미노처럼 연쇄적으로 피로해지면서 불균형해지기 때문에, 결국 각종 질병이 찾아오고 노화가 시작된다. 젊음과 건강을 유지하고 되찾고 싶다면, 정해진 시간에 식사하는 습관을 평생 유지해야 한다. 이것이 호르몬 건강을 지키는 식사법의 제1원칙이다.

거꾸로 먹어라
•

거꾸로 식사법은 기존의 식사 순서를 바꿔 채소, 단백질, 탄수화물 순으로 섭취하는 방법으로, 혈당 스파이크를 방지하고 체중 관리와 당뇨병 예방에 도움을 줄 수 있는 식사법이다. 이 방법은 음식을 크게 식이섬유(채소, 나물, 과일), 단백질(고기, 생선, 두부, 계란), 탄수화물(밥, 빵, 면류)로 나누고, 식이섬유를

젊음은 나이가 아니라 호르몬이 만든다

먼저 섭취한 후 단백질을 먹고 마지막으로 탄수화물을 섭취하는 방식이다. 특히 정제 탄수화물(백미, 밀가루) 대신 현미, 귀리, 퀴노아 등 건강한 탄수화물 선택을 권장한다.

최근 거꾸로 식사법이 주목받는 이유는 현대인들의 식습관이 점점 나빠지면서 당뇨 환자가 급격히 증가하고 있기 때문이다. 특히 20~30대 젊은 층에서도 당뇨 환자가 속출하고 있는 상황에서, 거꾸로 식사법은 일상에서 어렵지 않게 실천할 수 있는 간단한 식습관으로 각광받고 있다. 음식을 크게 바꾸거나 식사량을 줄이지 않아도 되기 때문에 누구나 쉽게 따라 할 수 있다는 점도 큰 장점이다.

거꾸로 식사법은 혈당 조절, 포만감 증가, 체중 관리, 건강한 식습관 형성에 효과적이다. 채소와 단백질을 먼저 섭취하면 탄수화물로 인한 혈당 상승을 완화시키고, 혈당 스파이크를 억제해 당뇨병 예방 및 관리에 유리하다. 또한 식이섬유와 단백질이 포만감을 오래 유지시켜 과식을 방지하고 식사량을 자연스럽게 줄이는 데 도움을 준다. 단백질과 식이섬유는 지방으로 전환되는 비율이 낮아 체중 감량에도 기여하며, 채소와 단백질을 우선시함으로써 영양소 균형을 개선하고 장내 세균총의 건강 및 심혈관 질환 예방에도 도움을 줄 수 있다.

연구 결과에 따르면, 일본 연구에서 쌀밥을 먼저 먹는 그룹보다 생선이나 육류를 먼저 먹은 그룹의 혈당 상승폭이 30~40% 낮았고, 채소를 먼저 섭취한 그룹에서는 포만감을 유도하는 호르몬(GLP-1)의 분비가 증가했다. 음식 순서를 바꾸는 것이 비만 및 대사 질환 환자에게도 긍정적인 영향을 미친다는 연구 결과도 있다.

다만 거꾸로 식사법이 모든 사람에게 동일한 효과를 보장하지는 않으며, 개인의 건강 상태와 목표에 따라 조정이 필요하다. 식사 순서를 바꾸는 것만으로는 건강을 보장할 수 없으므로 균형 잡힌 식단을 유지해야 한다. 볶음밥, 비빔밥, 덮밥 등 영양소가 섞인 음식은 피하는 것이 좋다. 특히 당뇨병 등 질환이 있는 경우, 식사법 변경 전 의사나 영양사와 상담하는 것이 필요하다. 거꾸로 식사법은 혈당 조절, 체중 관리, 건강한 식습관 형성에 도움을 줄 수 있는 간단하고 효과적인 방법이지만, 전문가의 조언을 받으며 실천하는 것이 중요하다.

호르몬 분비를 교란시키는 음식을 줄여라

•

우리가 먹는 모든 음식은 인슐린 호르몬에 바로 직접적으

젊음은 나이가 아니라 호르몬이 만든다

로 영향을 끼친다. 그래서 당 지수가 높은 음식을 먹으면 바로 혈당 지수가 올라가서 인슐린이 과잉 분비되고, 연달아 다른 호르몬에도 나쁜 영향을 끼쳐서 결국 연결된 호르몬 모두가 정상 범위를 벗어나게 된다.

라면 같은 인스턴트식품이나 햄버거 같은 패스트푸드, 전자레인지에 데우기만 하면 금방 먹을 수 있는 각종 간편식품과 레토르트식품에 들어 있는 다양한 식품첨가물, 빵이나 과자, 탄산음료 등의 가공식품에 들어 있는 액상과당은 우리 몸을 헷갈리게 한다. 왜냐하면 이런 첨가물들은 그 자체로도 열량이 높고, 우리 몸에 꼭 필요한 성분이 들어 있는지 아닌지를 몸이 제대로 파악하지 못하게 만들기 때문이다. 한마디로 열량은 높은데 영양가는 떨어지고, 음식이긴 하지만 몸에서 음식으로서 해야 할 역할을 못 한다는 뜻이다. 그 결과 호르몬의 기능을 교란시키고, 비만과 대사 증후군의 원인이 된다.

커피도 호르몬을 헷갈리게 하는 식품이다. 요즘에는 커피 공화국이라는 말이 생길 정도로 커피를 많이 섭취하는데, 커피 같은 카페인 음료는 하루에 두 잔인 권장량 이상을 섭취할 경우 호르몬 교란을 유발시킨다. 왜냐하면 카페인은 호르몬 입장에서는 스트레스 요인으로 인식되기 때문이다. 카페인 섭취 후 가슴이 두근거리고 잠이 안 오며 맥박과 혈압이 올라가는 것도 스트레스 호르몬이 분비되기 때문이다. 호르몬 건강을 위해서는 카페인 섭취를 되도록 줄이고, 권장량 이하로 섭취하는 등 조절이 필요하다.

살코기를 꼭 먹어라

•

인슐린 호르몬을 관리한다고 하면 채식 위주의 식단을 먼저 떠올리며 육식은 무조건 멀리하려고 한다. 하지만 무작정 고기를 안 먹는 건 오히려 좋지 않다. 단백질은 호르몬 중에서도 특히 성장 호르몬의 유지와 균형에 필수적이다. 인슐린을 관리하는 때가 지나고 성장 호르몬을 관리할 때 단백질에 포함된 필수 아미노산이 반드시 필요한데, 필수 아미노산은 식물성 단백질에는 들어 있지 않고 동물성 단백질에만 들어 있다. 적정량의 단백질이 체내에 공급되어야 성장 호르몬도 꾸준히 분비될 수 있다.

지방이 적은 질 좋은 육류와 우유는 성장 호르몬 분비에 도움이 되는 대표적인 단백질 음식들이다. 우유에는 단백질 외에 칼슘도 많이 함유되어 있는데, 칼슘도 성장 호르몬 분비를 촉진시키는 역할을 한다. 요즘 채식을 하는 사람들이 많

젊음은 나이가 아니라 호르몬이 만든다

은데, 동물성 단백질을 전혀 먹지 않는 극단적인 채식을 오래 하면, 식물성 단백질 섭취를 통해 단백질을 공급할 수는 있으나 성장 호르몬에 필요한 동물성 단백질은 섭취할 수 없게 된다. 따라서 호르몬 건강과 균형을 위해서는 지나친 채식보다는 지방량이 적은 살코기 부위와 생선처럼 불포화지방산이 풍부한 양질의 단백질을 주기적으로 섭취하는 게 좋다.

여유 있게 꼭꼭 씹어 먹어라

•

췌장은 인슐린을 분비하여 당의 흡수를 돕고, 소화 효소인 아밀라아제를 분비하여 음식물을 소화시킨다. 그런데 아밀라아제는 침 속에도 있다. 흔히 음식을 꼭꼭 30번 이상 씹으면 좋다는 말이 있는데, 이는 음식을 천천히 오래 씹어 먹으면 아밀라아제가 침샘에서 충분히 분비되어서 췌장이 아밀라아제를 분비하느라 바쁠 일이 없어진다는 뜻이다. 결국 천천히 꼭꼭 오래 씹어 먹으면 췌장이 충분히 휴식을 취할 수 있으므로, 인슐린을 분비하는 데에만 온전하게 힘을 쓸 수 있다.

균형 있게 먹어라

●

5대 영양소가 골고루 들어 있는 균형 잡힌 식단을 구성하는 것은 건강을 위한 기본적인 상식 중 하나다. 그리고 인슐린 호르몬을 관리할 때도 매우 중요하다. 예를 들어, 당 지수가 높은 음식을 조금 먹었다 하더라도, 당 지수가 낮은 다른 음식들을 함께 먹으면 내 몸에 들어온 당 지수의 평균을 낮출 수 있다. 그래서 인슐린을 집중 관리할 때만이라도 당 지수가 높은 음식과 낮은 음식이 무엇인지를 기억해뒀다가 균형을 맞춰서 먹는 게 좋고, 식이조절하는 것 자체가 어려운 초반에는 아예 나만의 식단표를 만들어놓고 지키는 게 좋다.

당뇨병을 앓고 있거나 인슐린 호르몬에 문제가 생겨서 음식을 조절한다고 무작정 굶거나 끼니를 거르면, 오히려 호르몬 불균형이 생겨서 좋지 않다. 인슐린 호르몬 분비가 정상적으로 이뤄지도록 돕는 식품을 항시 기억해서 균형 있는 식습관을 유지하자.

젊음은 나이가 아니라 호르몬이 만든다

인슐린 관리 식단표를 만들자

당 지수가 낮은 음식 위주로 먹는다

●

인슐린 호르몬을 현재 관리하고 있거나 당장 관리해야 하는 사람은 대부분 당뇨병을 앓고 있는 사람들이라 당 지수가 낮은 음식을 먹어야 한다. 하지만 현재 당뇨병을 앓고 있지 않아도 지금부터 당 지수가 낮은 음식을 찾아 먹어야 인슐린 관리가 잘 되어 건강하게 천천히 나이 들 수 있다.

혈당 관리를 하는 음식을 먹어야 한다고 하면 가장 먼저 채소 위주의 음식, 간이 전혀 되어 있지 않은 심심한 음식을 떠올릴 것이다. 하지만 정확히 말하면 당이 직접적으로 많이 들어간 음식, 즉 달게 조리된 음식은 인슐린 호르몬에 직접적으로 영향을 끼치므로 경계해야 한다.

단맛이 익숙해질수록 더 강한 단맛을 찾게 되므로 음식을 조리할 때는 설탕, 올리고당 같은 단맛을 직접적으로 내는 조미료는 최소로 하고, 대신 양파나 양배추와 같이 단맛이 있는 식재료를 사용하는 게 좋다. 아래는 특히 인슐린 호르몬을 관리할 때 먹으면 좋은 식품들이다. 흰쌀 대신 현미를 먹고, 우유를 먹더라도 저지방 우유를 먹는 등 아주 작은 변화만으로도 젊음과 건강을 지킬 수 있으니 실천해보자.

인슐린 호르몬에 좋은 식품

- **콩류**: 콩, 두유, 두부, 된장, 청국장
- **잡곡**: 현미, 귀리 등
- **견과류**: 아몬드, 호두, 잣
- **해조류**: 다시마, 미역, 김
- **당 지수 낮은 과일**: 토마토, 딸기, 배, 사과, 레몬, 귤
- **유제품**: 저지방 우유, 치즈, 요구르트
- **생선**: 고등어, 꽁치, 참치
- **동물성 단백질**: 지방량이 적은 살코기 부위
- **채소**: 시금치, 무, 콩나물, 숙주, 양상추, 샐러리, 브로콜리, 쑥, 버섯, 오이, 가지 등
- **포만감 있는 저칼로리 음식**: 곤약
- **칼슘 함유 음식**: 멸치, 정어리

젊음은 나이가 아니라 호르몬이 만든다

> **인슐린 호르몬에 안 좋은 식품**
>
> - **설탕이 많이 든 음식**: 빵, 과자, 케이크, 팥소, 초콜릿, 잼, 아이스크림, 인스턴트커피, 액상과당 음료 등
> - **탄수화물**: 흰쌀밥, 빵, 면류, 감자, 옥수수 등
> - **당 지수 높은 과일**: 수박, 단감 등
> - **기름으로 조리한 음식**: 튀김, 전, 부침개, 볶음 등

나만의 인슐린 관리 식단표 만들기

●

밀가루를 줄이고, 채소를 많이 먹고, 칼슘 함유가 높은 음식을 챙겨 먹어야 한다는 걸 인지하는 것만으로는 인슐린 호르몬 관리를 제대로 하기 어렵다. 처음에는 식이조절을 하는 게 습관이 되어 있지 않으니 스스로 실천이 가능한 선에서 나만의 인슐린 관리 식단표를 구성하는 게 좋다.

먼저 당 지수가 낮은 음식을 중심으로 하되 탄수화물, 단백질, 지방, 비타민, 무기질 등 5대 영양소가 모두 포함된 식단이어야 한다. 이때 한 끼 식단 안에서의 비율은 탄수화물이 50%, 단백질이 30%, 지방이 20%가 되도록 조절한다. 또

한 콩류와 칼슘 함유가 높은 음식, 섬유질이 많은 식품을 하루에 1~2회 섭취할 수 있도록 식단을 짠다.

염분과 당분은 혈당을 높여 인슐린 분비량을 급격히 올리므로 설탕을 적게 넣고 평소보다 저염식으로 조리하는 게 좋다. 요즘에는 혈당 관리에 대한 관심이 높아져 설탕을 대체하는 감미료도 있고, 저당 소스들도 많이 나와 있으니 처음부터 염분과 당분을 확 줄이는 게 쉽지 않다면 이런 제품들을 사용하는 것도 좋다. 조리할 때는 기름에 튀기는 것보다 삶거나 기름 없이 굽는 조리법이 더 바람직하다.

또 인슐린 호르몬 수치를 잡겠다고 육류 섭취를 금하면 성장 호르몬 분비에 문제가 될 수 있으므로, 고등어나 꽁치 같은 등푸른생선을 일주일에 2회 정도 식단에 포함시키면 단백질 섭취와 혈당 조절을 동시에 효과적으로 할 수 있어서 자연스럽게 인슐린 호르몬도 정상 수치를 유지할 수 있다. 또 식후나 식간에 먹는 과일의 경우 당 지수가 낮은 과일이 좋고, 당 지수가 높은 과일은 너무 많이 먹지 않는 것이 좋다.

인슐린 관리 식단표를 만들 때는 무엇을 주로 먹어야 하는지와 함께 오늘 내가 무엇을 먹었는지도 꼼꼼히 작성하면 좋다. 계획에 없던 외식을 하게 되어 인슐린 호르몬에 안 좋은 음식을 먹은 걸 적어두면 그날, 그다음 날 컨디션이 어떻게

젊음은 나이가 아니라 호르몬이 만든다

달라졌는지를 스스로 체감할 수 있고, 전체적인 음식 섭취의 균형을 맞추는 데도 도움이 된다.

'인슐린' 관리 포인트

식단 짜기

☐ 5대 영양소(탄수화물, 단백질, 지방, 비타민, 무기질)를 식단에 모두 포함시킨다.

☐ 한 끼 식단은 탄수화물 50%, 단백질 30%, 지방 20%의 비율로 구성한다.

☐ 지방 섭취량은 하루에 섭취하는 총 열량의 25% 이하로 줄인다.

☐ 당 지수가 높은 정제된 탄수화물(흰쌀밥, 밀가루)을 줄이고, 흰쌀밥 대신 현미와 콩 등을 넣은 잡곡밥으로 대체한다.

☐ 콩류(콩밥, 두부, 된장, 두유 등)를 하루 한 번 이상 섭취한다.

☐ 칼슘 함유 음식을 하루 한 번 이상 섭취한다.

☐ 섬유질이 많은 식품(사과, 견과류, 현미, 채소, 고구마)을 하루 20~30g 이상 섭취한다.

☐ 물은 하루 1.5L 이상 마신다.

젊음은 나이가 아니라 호르몬이 만든다

줄이기

☐ 저녁은 아침, 점심보다 적게 먹는다.

☐ 액상과당이 든 가공식품, 탄산음료, 인스턴트식품, 패스트푸드의 섭취를 주 1회 이하로 줄인다.

☐ 액상과당이 든 음료수 대신 물을 마신다.

☐ 설탕, 올리고당 등 당이 많이 들어간 조미료 사용은 줄인다.

확인하기

☐ 매일 정해진 시간에 식사한다.

☐ 폭식, 과식을 하지 않는다.

☐ 저녁식사 후(저녁 7시 이후~자기 전)에 음식을 먹지 않는다.

☐ 나만의 인슐린 관리 식단표를 만들어서 먹은 음식을 기록한다.

☐ 식단, 식사시간이 지켜지지 않았을 때는 언제였으며, 그 횟수는 몇 차례였는지 체크한다.

☐ 식단 관리가 잘 되지 않은 날은 다음 날 몸 상태가 어떤지, 변화가 있는지 체크한다.

Slow
Aging

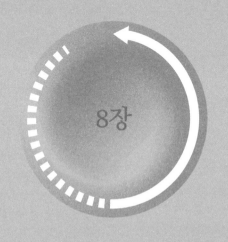

8장

청춘의 묘약
'성장 호르몬' 살리기

CHECK

☑ 걷기 좋은 운동화 준비하기

☑ 선크림 바르고 밖으로 나가기

☑ 10분 이상 빨리 걷기

☑ 걷는 시간 늘리기

☑ 근력 운동 추가하기

젊고 건강한 신체와 외모를 만드는 운동 수칙

한꺼번에 강한 것보다 매일 조금씩 하라

•

인슐린 호르몬 관리로 새로 바뀐 식사습관을 계속 지키면서 운동하는 습관을 함께 들여보자. 적절한 운동은 성장 호르몬 분비에 큰 도움이 된다. 성장 호르몬은 운동할 때, 특히 유산소 운동보다는 근육이 만들어지는 근력 운동을 할 때 분비가 왕성하게 이루어진다.

근육에 힘을 쓰면 근육 결에 미세한 파열이 생겨 흔히 근육통이라고 말하는 통증을 느끼게 되는데, 이 파열 부분이 회복되는 과정에서 근육이 전보다 두꺼워지고 탄탄해진다. 바로 이때 성장 호르몬이 분비된다. 그렇다고 당장 성장 호르몬 분비를 촉진시키고 싶다고 과한 근력 운동을 하는 것은 좋지 않다. 부상 위험은 물론이고, 심하면 관절에도 큰 무리를 줄 수 있으므로 나의 몸 상태에 맞는 운동을 해야 한다. 그럼 어떤 운동부터 시작해야 할까?

어떤 사람들은 운동을 제대로 하겠다며 헬스장부터 등록하여 각오를 다지기도 하지만, 그 각오가 작심삼일이 되기 쉽다는 건 누구나 잘 알고 있을 것이다. 그러므로 내가 정말 실천할 수 있는 운동을 해야 한다.

운동을 전혀 안 하던 사람이라면 편한 운동화를 준비하고, 그 운동화를 신고 집 근처 공원에 매일 나가는 것부터 시작해도 좋다. 하루 10분씩 걷기를 매일 실천한 사람이라면 10분을 15분으로, 15분을 다시 20분으로 시간을 조금씩 늘리고 걷는 속도를 높여서 빠르게 걷는 것만으로도 충분히 자신만의 운동을 잘 하고 있는 것이다.

근력 운동은 저속노화의 기본이다

•

매일 걷는 습관을 들인 다음에는 계단 오르기, 자전거 타기, 앉았다 일어나기, 아령 들기 같은 근력 운동을 병행하는

젊음은 나이가 아니라 호르몬이 만든다

것이 좋다. 특히 하체 근육을 발달시킬 수 있는 운동을 꼭 해야 한다.

20대와 40대의 성장 호르몬 분비량은 두 배 가까이 차이가 난다. 나이가 들면 젊었을 때와 활동량이 동일해도 자연스레 근육량이 줄어든다. 나이 드는 것도 서러운데, 멀쩡하게 잘 있던 근육까지 저절로 빠진다니 서럽기만 하다. 하지만 어쩔 수 없다. 몸이 변하면 나도 거기에 맞춰서 변해야 한다. 실제로 근육이 진짜로 필요한 나이는 젊었을 때보다 나이가 들면서부터다. 근력 운동을 할 때 성장 호르몬이 많이 나오기도 하지만, 기본적으로 몸에 근육이 있어야 성장 호르몬의 분비가 정상적으로 이뤄진다.

특히 하체 근육이 약해지지 않도록 하는 것이 중요한데, 하체 근육에서 분비되는 아이리신이라는 호르몬이 나쁜 지방을 좋은 지방으로 바꿔주어 인슐린 저항성을 줄여주고, 대사 증후군을 예방해주기 때문이다. 그래서 모든 대사 증후군을 뱃살과 허벅지의 투쟁이라고 한다. 하체 근육을 튼튼하게 해야 허벅지가 뱃살을 이길 수 있다. 실제로 10주간 꾸준히 근력 운동을 한 사람의 혈중 아이리신 농도는 운동을 하지 않은 사람보다 무려 두 배나 높은 것으로 밝혀졌다.

갑자기 무리한 운동은 오히려 역효과다

•

운동을 하라고 해서 갑자기 안 하던 운동을 무리하게 시작하라는 뜻이 아니다. 자신에게 맞는 강도로 운동을 꾸준히 하는 게 중요하다. 자신에게 적당한 운동 강도란 심장박동수가 평소보다 약간 더 빨라지고 숨이 조금 차며 땀이 송골송골 맺히는 정도를 뜻한다. 이보다 더한 강도는 오히려 근육과 호르몬에 스트레스만 줄 뿐이다.

내 몸과 맞지 않는 근력 운동을 갑자기 무리하게 하면 관절에도 과한 압력이 갈뿐더러 몸에서 활성산소가 나와서 피로감을 느낄 수 있다. 또한 너무 과격한 운동은 급격한 에너지 생성을 위해 당분을 에너지원으로 사용하지만, 적당한 운동은 축적된 지방을 에너지원으로 사용한다. 이에 내장지방 감소, 인슐린 저항성 개선을 위해서는 과하지 않은 적절한 강도의 운동을 일정 시간 이상 지속적으로 하는 것이 좋다.

성장 호르몬을 활성화시키는 운동법

근육을 키우는 운동 프로그램 만들기

·

나이가 들면 자연히 성장 호르몬의 분비량이 줄어드는데, 운동을 꾸준히 하면 성장 호르몬 분비량을 늘릴 수 있다. 성장 호르몬의 분비량 증가를 위해서는 상체보다 하체의 근력을 키워야 한다. 운동을 하다말다 하는 건 도움이 되지 않는다. 자신이 꾸준히 할 수 있는 운동법과 운동 시간을 스스로 프로그램으로 짜서 해보자.

운동 프로그램을 짤 때는 다음 항목을 기준으로 하는 게 좋다.

- 일주일에 적어도 5일 이상, 하루에 30분씩 투자해서 꾸준히 운동하면 가장 효과가 좋다. 이때 주의해야 할 것은 매일 30분씩 운동을 한다고 했을 때, 어제의 운동법과 오늘의 운동법을 다르게 하는 것이다. 근육을 키우는 운동은 휴식을 해야 근육이 더 발달한다. 그러므로 운동 동작을 하루씩 다르게 번갈아 가면서 하면 다양한 부위의 근육을 발달시킬 수 있어서 더욱 효과적이다.

- 똑같은 동작의 운동도 누군가는 쉽고, 누군가는 어렵게 느낄 수 있다. 자신의 체력보다 너무 과하거나 부족하지 않게 프로그램을 구성한다. 땀이 맺히고 약간 숨이 차는 정도가 좋다.

- 만약 불가피하게 운동을 못 하는 날에는 30분간 걷기라도 한다. 걸을 때는 평상시 걸음보다 빠르게 걷는다. 30분 내내 같은 속도로 걷는 것보다, 처음 10분간은 평소 걸음걸이로, 그다음 10분간은 약간 빠르게, 그리고 마지막 10분간은 아주 빠른 걸음으로 걷는 것이 좋은 운동법이 될 수 있다.

젊음은 나이가 아니라 호르몬이 만든다

- '성장 호르몬에 안성맞춤 운동법'에서 소개하는 동작들과 함께 무리가 가지 않는 선에서 수영, 자전거 타기, 조깅, 줄넘기, 배드민턴 등을 하면 하체 근력을 키우는 데 더 큰 효과를 볼 수 있다.

성장 호르몬에 안성맞춤 운동법

•

앞서 말한 것처럼 성장 호르몬은 근력 키우는 운동을 할 때 분비가 활성화된다. 그리고 반대로 몸에 근육이 많이 있어야 성장 호르몬이 정상적으로 분비된다. 그런데 이미 근육이 너무 없거나, 체력이 부족해서 성장 호르몬 분비량을 늘릴 만큼의 근력 운동이 힘든 사람들이 무턱대고 기구를 이용해서 근력 운동을 하면 사고 위험이 있다. 그러므로 자신의 몸 상태를 정확히 파악한 후 운동을 하는 게 좋다.

몸에서 가장 큰 근육은 허벅지에 있다. 그래서 허벅지 근육만 열심히 키워도 성장 호르몬의 분비를 도울 수 있다. 특별한 운동 기구 없이도 남녀노소 누구나 일상에서 틈틈이 할 수 있는 다섯 가지 운동을 소개한다.

의자에 앉아서 다리 올리기

이 동작은 허벅지와 무릎 부위의 근육을 강화시켜 성장 호르몬을 활성화시키는 데 도움이 된다. 관절염이나 허리에 통증이 있는 경우도 쉽고 효과적으로 허벅지 근육을 키울 수 있는 동작이다.

1 의자에 앉아 허리를 곧게 편다. 이때 다리 사이에 주먹 하나가 들어갈 정도로 다리를 벌린다.

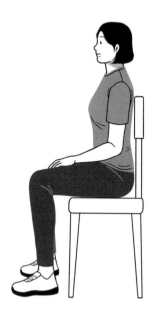

젊음은 나이가 아니라 호르몬이 만든다

2 숨을 내쉬면서 한쪽 다리를 쭉 펴서 위로 들어 올리고, 5초간 유지한다. 이때 발끝은 몸통 쪽으로 향하게 한다. 좌우 각각 20회씩 실시한다.

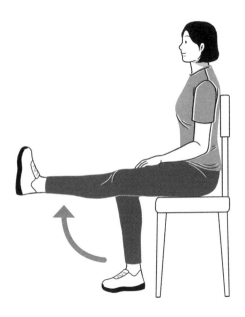

앉았다 일어나기

이 동작은 하체 전체의 근육, 특히 허벅지 근육을 강화시키는 대표적인 동작이다. 하체 근력이 없거나 균형 잡기가 어렵다면, 다음 페이지에 있는 '벽에 등 대고 앉았다 일어나기', '의자 등받이 잡고 앉았다 일어나기'를 해보자.

1 양팔은 팔짱을 껴서 어깨높이로 들고, 양발은 어깨너비로 벌리고 선다.

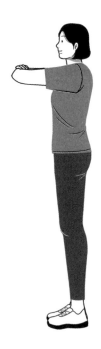

젊음은 나이가 아니라 호르몬이 만든다

2 숨을 들이마시면서 엉덩이를 뒤로 뺀다는 느낌으로 무릎을 90도 구부리고, 숨을 내쉬면서 일어난다. 20회 실시한다.

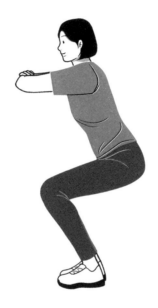

(TIP) 이 동작을 할 때 발뒤꿈치가 바닥에서 뜨면 하체 근육을 제대로 쓰지 못하므로 발바닥 전체가 바닥에 고정되도록 한다. 허리는 꺾이거나 둥글게 말리지 않도록 한다.

벽에 등 대고 앉았다 일어나기

양발을 벽에서 30~40cm 정도 앞으로 내밀고 벽에 기대어 선다. 벽에서 상체와 엉덩이가 떨어지지 않게 주의하고, 숨을 들이마시면서 무릎을 90도 구부리고 숨을 내쉬면서 일어난다. 20회 실시한다.

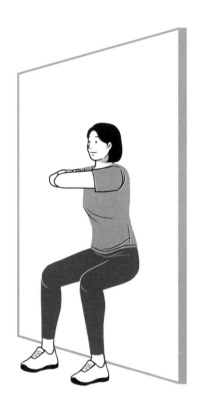

젊음은 나이가 아니라 호르몬이 만든다

의자 등받이 잡고 앉았다 일어나기

양손은 의자를 잡고, 양발은 어깨너비로 벌리고 선다. 숨을 들이마시면서 무릎을 90도 구부리고 숨을 내쉬면서 일어난다. 20회 실시한다.

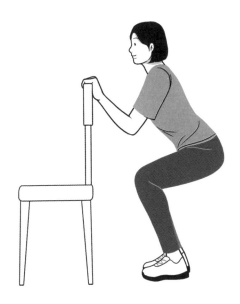

누워서 다리 들어 올리기

눕거나 엎드려서 다리를 위로 들어 올리는 3가지 동작은 모두 허벅지 근육과 함께 허리 주변의 근육을 강화시킨다. 무릎 관절이 약한 사람도 충분히 할 수 있는 동작으로 자기 전이나 TV를 시청하면서 하면 좋다.

1 바닥에 똑바로 엎드린다. 숨을 내쉬면서 한쪽 다리를 쭉 펴서 천장쪽으로 들어 올리고, 5초간 유지한다. 좌우 각각 10회씩 실시한다.

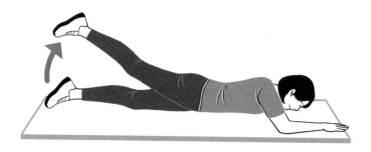

TIP 허리에 무리가 가지 않도록 주의한다. 허리에 통증이 느껴지지 않는 정도로만 다리를 들어 올린다.

젊음은 나이가 아니라 호르몬이 만든다

2 천장을 바라보고 똑바로 눕는다. 숨을 내쉬면서 한쪽 다리를 쭉 펴서 들어 올리고, 5초간 유지한다. 이때 발끝이 몸통 쪽으로 향하게 한다. 좌우 각각 10회씩 실시한다.

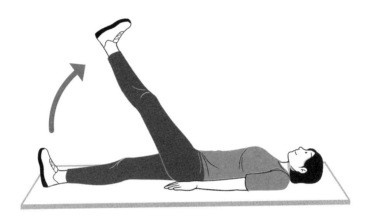

3 옆을 바라보고 눕는다. 숨을 내쉬면서 한쪽 다리를 쭉 펴서 들어 올리고, 5초간 유지한다. 좌우 각각 10회씩 실시한다.

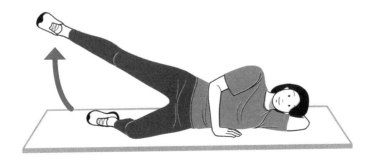

제자리 팔 벌려 뛰기

팔과 다리, 복부 등 전신을 강화시키는 동작으로 심폐 기능을 향상시키는 전신 유산소 운동이다. 동작은 간단하지만 종아리, 허벅지, 엉덩이, 코어 근육을 강화시키고, 관절 건강에도 도움을 준다.

1   양발은 모으고, 양팔은 몸통 옆에 둔다.

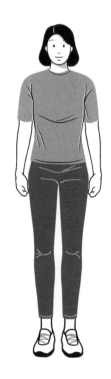

2 숨을 내쉬면서 점프해 양발은 어깨너비보다 넓게 벌리고, 양팔은 머리 위로 뻗는다. 다시 점프하며 1번 동작으로 돌아온다. 30회씩 5세트 실시한다.

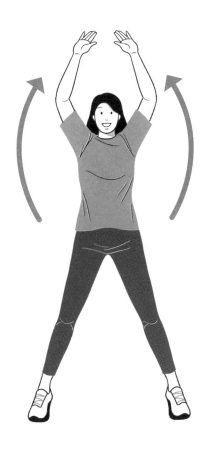

무릎 올려 제자리 뛰기

제자리에서 무릎을 번갈아 가며 높게 들어 올리는 동작으로 고강도 유산소 운동이다. 일반적인 걷기 운동보다 훨씬 많은 근육과 관절을 써서 하체 근육과 코어를 강화하는 데 효과적이다.

1 양발을 골반 너비로 벌리고 선 다음, 한쪽 무릎을 가슴 쪽으로 최대한 높게 들어 올린다. 호흡은 참지 않고 편하게 한다.

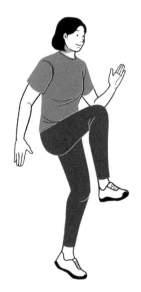

TIP 허벅지가 배꼽에 닿을 정도로 다리를 올리고, 팔은 달리기 동작처럼 앞뒤로 힘차게 흔든다.

젊음은 나이가 아니라 호르몬이 만든다

2 반대쪽 무릎도 동일하게 빠르게 들어 올린다. 양쪽 무릎을 번갈아 가며 들어 올린다. 1분 30초씩 5세트 실시한다.

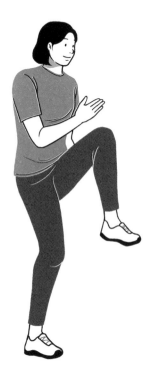

'성장 호르몬' 관리 포인트

☐ 일주일에 5회 이상 운동을 한다.

☐ 하루 10분 이상 빠르게 걷기를 한다.

☐ 처음부터 무리하지 않고 숨이 약간 찰 정도로만 운동을 한다.

☐ 빠르게 걷는 시간을 10분에서 20분, 30분으로 점차 늘려 나간다.

☐ 평소에 버스 두세 정거장 정도의 거리는 걸어 다닌다.

☐ 하루 중 운동하는 시간을 정해두고 매일 그 시간에 운동한다.

☐ 운동을 못 한 날에는 꼭 30분씩 빠르게 걷기를 한다.

☐ 운동을 할 때에는 실내보다 야외, 밤보다 낮 시간을 이용한다.

☐ 근력 운동(계단 오르내리기, 하체 운동, 아령 들기, 자전거 타기 등)을 추가하고 횟수와 강도를 매일 조금씩 늘린다.

☐ 엘리베이터, 에스컬레이터 대신 계단을 이용한다.

☐ 나만의 운동 프로그램표를 만들어서 운동 횟수와 동작들을 꼼꼼히 기록한다.

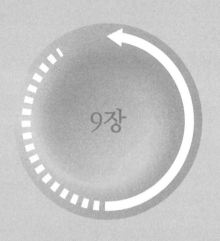

9장

면역 지킴이
'멜라토닌' 살리기

☑ **매일 같은 시간에 자고 일어나기**

☑ **숙면할 수 있는 환경과 습관 만들기**

☑ **행복 호르몬 분비를 위한 생활태도 갖기**

☑ **스트레스 상태, 바쁜 업무 중간에 3분간 명상하기**

☑ **새로운 습관들을 내 것으로 만들기**

청춘 같은 몸과 마음을 만드는
습관 수칙

매일 일정한 시간에 자라

●

꾸준히 운동을 하는 것, 식이조절을 엄격하게 하는 것만큼이나 중요한 것이 있다면, 바로 잘 자는 것이다. 요즘은 많은 사람들이 숙면을 하기 어려운 생활습관을 가지고 있다. 환한 도시에서 늦은 밤까지 활동을 하거나 자기 전에 TV를 시청하고, 잠들기 직전까지 휴대폰이나 태블릿PC를 보다가 잠이 든다. 이러한 습관들은 교감신경을 자극해서 숙면을 하기 어렵게 만든다.

멜라토닌 호르몬은 잠을 잘 자야 분비가 활발하게 이루어진다. 잘 못 자면 멜라토닌 분비량이 감소하고, 야간 시간에 분비되는 성장 호르몬도 방해를 받게 된다. 이러한 호르몬의 변화는 새로운 피부 세포의 생성, 콜라겐 등의 단백질 합성을 저해하고 결국 피부 노화로 이어질 수 있다.

잘 자고, 푹 자고, 정해진 시간에 일정 시간 이상(8시간 이상)을 자는 것은 멜라토닌 호르몬뿐만 아니라 성장 호르몬 활성화를 위해서도 꼭 지켜야 하는 습관이다.

제대로 잘 수 있는 환경을 만들어라

•

숙면을 하려면 먼저 주변 환경을 푹 잘 수 있는 환경으로 만들어야 한다. 조명은 어둡게 하고, TV를 끄고 휴대폰은 멀리하며, 잠자기 전 2~3시간 전부터는 음식은 물론 카페인이 든 음료(커피, 녹차, 홍차, 탄산음료)는 마시지 않는 게 좋다. 매일 자는 잠이라도 얼마나 푹 잤느냐에 따라 성장 호르몬과 멜라토닌 호르몬 분비량이 크게 달라진다는 걸 기억하자.

젊음은 나이가 아니라 호르몬이 만든다

하루 30분씩 햇볕을 쐬며 걸어라

•

멜라토닌 호르몬은 햇볕과 절대 떨어질 수 없는 관계다. 멜라토닌이 비정상적인 활동을 하면 수면장애가 일어나는데, 잠을 못 자면 세포 재생이 이뤄지지 않아 기미와 주름살이 늘어나고, 몸에 난 상처도 아물지 않으며 피부 탄력도 잃게 된다. 수면장애를 개선하는 직접적인 방법이자 가장 쉬운 방법이 있다. 매일 30분간 햇볕을 쐬면서 걷는 것이다.

시상하부에 위치한 생체시계를 자극하는 가장 강력한 요인은 햇볕이다. 햇볕은 눈을 감고 있을 때도 눈꺼풀 위 피부를 뚫고 망막에 도달하는데, 망막에 빛이 새어 들어오면 몸 속 생체시계는 우리가 활동을 해야 하는 시간이라고 인식해서 수면모드에서 활동모드로 바뀐다. 그리고 햇볕을 쐬고 14~16시간 정도가 지나면 송과선에서 멜라토닌 호르몬 분비를 시작하려고 준비한다. 그래서 만약 아침 7시에 일어나 하루를 생활하는 사람이라면 저녁 9~11시에 멜라토닌이 분비되기 시작하면서 자연스럽게 자고 싶다는 욕구를 느끼게 되는 것이다.

햇볕이야말로 가장 강력한 수면장애 치료제이자 멜라토닌 호르몬의 분비촉진제다. 멜라토닌 호르몬 분비를 촉진시키는 햇볕을 맘껏 쬐며 걸어보자. 멜라토닌 호르몬 분비를 정상화시키면 수면장애가 없어지고, 숙면을 하게 되면 멜라토닌 호르몬이 잘 분비된다. 이런 선순환을 만드는 가장 쉬운 출발점이 매일 만나는 햇볕이다.

사랑하고 감사하라

•

중국 속담에 "기적은 하늘을 날거나 바다 위를 걷는 것이 아니라, 땅에서 걸어 다니는 것이다"라는 말이 있다. 우리는 평소에 걷는 것, 숨 쉬는 것, 밥 먹는 것을 너무 당연하게 여기며 산다. 그래서 그것이 소중한지 모르다가 그것을 잃으면 그제야 비로소 일상의 사소한 것들이 얼마나 소중했는지 깨닫게 된다.

아침에 혼자 힘으로 일어나고, 사람들과 웃으며 이야기하고, 내 손으로 밥을 먹고, 아침에 햇빛을 받으며 두 발로 산책을 하는 아주 사소한 것들이 어쩌면 진짜 기적이다. 이런 소소한 일상생활을 할 수 있는 것만으로도 우리는 이미 다 가진 것이다.

매사에 감사하는 마음은 호르몬 건강과도 연결돼 있다. 일상생활과 주변 사람들에 대한 감사와 사랑의 태도는 뇌의 측두엽 중에서도 쾌락 중추와 관련된 부위를 자극시켜 행복 호르몬인 세로토닌의 분비를 활성화시킨다. 이 호르몬들로 인해 우리 몸은 혈압과 심장박동이 안정되고 굳었던 근육도 이완된다. 편안해진 신체 상태는 즐거운 느낌, 건강해지는 느낌, 감사하는 마음을 더 증폭시켜서 몸속에서 건강한 선순환을 일으킨다. 또 이런 긍정적인 마음은 멜라토닌 분비를 활성화시켜 밤에 잠을 푹 잘 수 있게 해서, 결과적으로 멜라토닌이 정상적인 기능을 하도록 돕는다.

지금 내 곁에 있는 소중한 사람들과 우리에게 주어진 하루의 일상에 감사하자. 소확행이라는 말처럼 일상 속에서 사랑하고 감사하면 멜라토닌 호르몬은 더욱 건강해진다.

나만의 안식처를 찾아라

●

잠만큼 멜라토닌 호르몬에 직접적으로 영향을 미치는 게 바로 스트레스다. 평소 스트레스 관리를 어떻게 하느냐에 따라 멜라토닌의 상태도 달라진다. 많은 사람들이 스트레스를 해소하기 위해 음주와 흡연을 하고, 폭식을 하거나, 자극적인 음식을 먹으며, 커피 같은 카페인 음료 혹은 당 지수가 높은 음식을 과도하게 섭취한다. 이러한 습관들은 그 순간에는 스트레스를 풀어주는 것 같지만, 오히려 너무 자극적이어서 호르몬에 엄청난 스트레스를 준다. 스트레스를 받은 호르몬들은 제 기능을 하지 못하고, 결국 몸속을 늙고 병들게 한다.

그래서 몸과 마음과 호르몬에 모두 유익한 나만의 스트레스 해소법을 찾는 게 멜라토닌 호르몬을 건강하게 지켜서 젊음과 건강을 얻는 방법이다. 하루 한 번 점심시간이나 일과 후에 음악을 듣거나, 취미활동을 하거나, 산책을 하는 등 오로지 자신만을 위한 시간을 가져보자. 많은 시간과 비싼 비용을 들이지 않아도 좋으니 오직 나를 위한 안식처 같은 시간을 만들자.

나의 경우 일주일에 두 번 정도는 퇴근 후 반신욕을 즐기는 것이 오랜 스트레스 해소법이다. 반신욕은 교감신경을 안정시켜 심신을 편안하게 해주며 불면증 해소에도 도움이 된다. 또 복부의 지방을 태워 칼로리를 소모시키는 효과도 있다.

젊음은 나이가 아니라 호르몬이 만든다

많이 웃어라

•

스트레스를 받고 화가 날 때 몸은 교감신경이 활성화되고 여러 호르몬이 분비된다. 아드레날린 호르몬이 분비되면 심장박동이 빨라지고, 얼굴이 붉어지는 등 신체 변화가 나타난다. 코르티솔 호르몬이나 에피네프린 호르몬처럼 스트레스에 대항하는 호르몬들도 분비되는데, 이러한 호르몬들은 단기적으로는 몸이 스트레스를 이겨낼 수 있게 해주지만, 너무 자주 많이 나오면 멜라토닌의 분비를 방해한다. 그러므로 스트레스 호르몬의 분비는 줄여주고, 멜라토닌 분비를 돕는 행복 호르몬인 세로토닌 등이 더 많이 분비될 수 있도록 일부러 자주 웃고, 긍정적인 생각을 많이 하는 게 좋다.

"행복해서 웃는 것이 아니라, 웃기 때문에 행복해진다"라는 말이 있다. 작은 일에도 일부러 소리 내어 웃고 즐거워하는 습관을 들이면 실제로 멜라토닌은 물론이고 긍정의 호르몬들이 활성화된다. 그러면 자연히 멜라토닌 분비도 정상적으로 이루어지고 문제없이 제 기능을 해서 젊고 건강한 몸과 마음을 유지할 수 있다.

잘 자고, 잘 웃고, 잘 쉬는
시간표 만들기

멜라토닌 활성화를 돕는 수면 수칙

•

잠을 잘 자면 멜라토닌 호르몬의 기능이 정상화되고, 분비도 촉진된다. 그래서 멜라토닌 호르몬은 무엇보다 잠을 푹 잘 자는 게 중요하다. 과거에는 어두운 밤이 되면 잠을 자고, 날이 밝으면 일어났다. 그런데 요즘 현대인들의 생활패턴을 보면 밤이 되어도 어두워지지 않고, 잠을 방해하는 것들이 너무 많아서 신경 써서 잘 자는 환경을 만들지 않으면 안 된다.

다음 항목을 기준으로 멜라토닌 호르몬을 활성화시키는 방법을 의식적으로 실천해 보자.

젊음은 나이가 아니라 호르몬이 만든다

- 늦어도 밤 10~11시에는 잠자리에 든다. TV나 휴대폰에서 새어 나오는 블루라이트는 잠을 잔다고 해도 질 높은 수면을 방해하므로 보지 않는다.

- 항상 밤 12시 이후에 자는 습관을 가지고 있었다면, 밤 10시 정도부터 침실 조명을 어둡게 하고, 따뜻한 물로 짧게 반신욕을 해서 그날 하루 동안 쌓인 스트레스와 긴장돼 있는 신경을 완화시킨다.

- 잠이 오지 않아도 정해진 시간에 잠자리에 눕는 습관을 들인다. 정해진 시간에 자고 일어나는 게 중요하며, 하루 평균 수면 시간은 7~8시간 정도로 유지한다.

- 저녁시간에는 카페인이 들어간 커피나 차 종류, 초콜릿을 금하고, 당분이 많이 들어간 간식도 자제한다.

처음에는 일찍 잠자리에 드는 게 익숙하지 않아서 습관을 바꾸기가 쉽지 않을지 모른다. 그렇다면 하루 시간표를 짜보는 것도 도움이 된다. 마치 어릴 적 방학 때 계획표를 세웠던 것처럼, 위에서 설명한 수면 수칙을 기반으로 하루 수면 시간표를 만들어서 단 일주일만이라도 지켜보자.

행복 호르몬을 분비시키는 생활습관

•

행복 호르몬이라고 불리는 세로토닌이 활성화되어 정상적으로 분비되고 제 기능을 잘 하면, 교감신경이 안정되어 밤에 수면을 방해하지 않는다. 수면이 방해되지 않고 숙면을 하면 멜라토닌 호르몬 분비를 촉진시킨다. 나이가 들면 들수록 행복 호르몬을 더욱 신경 써서 관리해야 한다.

• 하루 30분 이상 햇볕을 쬔다. 처음에 시간을 내는 게 익숙지 않을 때는 시간을 정해두고 한다. 햇볕을 쬐며 산책하는 게 가장 좋지만, 그게 어렵다면 창문을 열어두고 햇볕을 쬐는 것만으로도 효과를 볼 수 있다.

• 스트레스를 받은 날에는 좋아하는 일을 하거나, 노래를 듣거나 명상하는 시간을 갖는다. 작은 스트레스도 계속해서 받으면 코르티솔 호르몬이 만성적으로 유지되어 멜라토닌 호르몬 분비를 방해한다. 그러므로 작은 스트레스라

젊음은 나이가 아니라 호르몬이 만든다

도 무시하고 넘기지 않고 나만의 방법으로 해소한다.

- 반려동물이 있다면 스킨십을 자주 하고, 가족이나 마음이 잘 맞는 친구들과 서로 칭찬하고 격려하는 대화를 의식적으로 하는 시간을 가진다.

'멜라토닌' 관리 포인트

☐ 밤 11시 이전에는 잠자리에 든다.

☐ 식사시간, 운동시간, 기상시간과 취침시간이 매일 동일하다.

☐ 현재 먹고 있는 식단 및 해로운 식사를 한 횟수(야식, 폭식, 인스턴트음식 섭취 등)를 메모한다.

☐ 항상 긍정적으로 생각하려고 노력한다.

☐ 아침 시간에 햇볕을 쬐며 산책을 한다.

☐ 스트레스를 받으면 나만의 해소법으로 그날의 스트레스는 반드시 해소한다.

☐ 숙면을 하는지, 그렇지 않다면 잠들 때의 환경과 습관이 어떤지 살펴본다.

☐ 잠자리에서는 휴대폰을 보지 않는다.

☐ 밤 10시 이후부터는 TV를 끄고 집 안을 어둡게 한다.

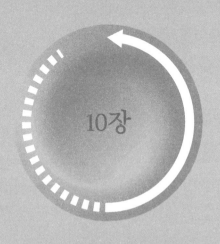

10장

사랑과 배려의
'옥시토신' 살리기

☑ 사랑하는 사람들과 스킨십 하기

☑ 마사지를 받고, 좋아하는 음악 듣기

☑ 비타민C 섭취하기

☑ 친구와 만나서 수다 떨기

☑ 요가, 춤, 등산, 낚시 등 취미 갖기

건강한 사회관계와 정신을 만드는 생활 수칙

사회생활은 무조건 하라

•

옥시토신은 사회적 유대, 관계 형성 등 사회적 건강에 중요한 호르몬이다. 사랑의 출발점에서 플라토닉한 호감의 사랑 호르몬이 도파민이라면 이후 관계가 진행되어 열정적인 사랑의 호르몬은 엔도르핀, 그리고 상대에 대한 배려의 사랑 호르몬은 옥시토신이라고 한다. 안전하고 행복하며, 내가 사회와 연결되어 있다고 느끼게 될 때, 세로토닌을 비롯한 옥시토신과 같은 기분 좋은 호르몬이 분비되는 것이다.

세계보건기구에서 말하는 신체적 건강, 정신적 건강, 영적 건강, 사회적 건강에서 특히 정신 건강과 사회 건강에 옥시토신은 빠질 수 없는 호르몬이다. 특히 사회적 건강은 더욱 그러하다. 실제로 우리 주변에 외로움을 느끼며 살아가는 분들을 많이 볼 수 있다. 65세 이상 노인 중 혼자 사는 독거 노인 비율은 2000년 약 54만 명에서 2024년 약 220만 명으로 늘어났다. 이는 전체 일반 가구 중 약 9.7%를 차지하는 비율이다.

옥시토신의 분비는 사랑과 배려뿐만 아니라 공감, 신뢰 및 연결감과도 관련이 있다. 여러 연구에 따르면 옥시토신은 긍정적이고 차분한 감정으로 좋은 관계를 유지하는 사람들의 사회적 행동, 애착, 유대감, 충실도를 강화한다고 한다. 한 연구에 따르면 새로운 관계를 형성하고 6개월 이내에 낭만적인 애착 단계에 있는 사람들이 옥시토신 수치가 더 높다는 결과가 있다. 다양한 사회적 접촉, 심지어 데이트, 파티 또는 모임 등이 예상되는 경우에도 옥시토신 분비가 증가했다는 보고도 있다. 이것은 옥시토신이 사회적 유대 관계 형성 호르몬이라는 것을 보여주는 것이다.

옥시토신이 서로에게 좀 더 집중하게 하고, 공감 능력을 높이고, 눈 맞춤 횟수를 늘리고, 대화 도중 서로를 공격하는 언행을 덜 하게 만든다는 여러 연구 결과를 볼 때, 이 호르몬을 잘 활용하면 무너져가는 관계를 살리고, 치매 예방도 할 수 있을 것이다.

젊음은 나이가 아니라 호르몬이 만든다

매일 악수하고 포옹하라

•

옥시토신은 피부에 닿는 감각신경의 자극을 통해 분비된다. 사랑하는 사람과의 포옹, 애무, 섹스는 옥시토신 분비를 높이는 가장 확실한 방법이다. 특히 여성은 오르가슴을 느낄 때 옥시토신 분비가 절정에 이른다. 과학자들은 옥시토신이 분만 시 자궁수축과 섹스 시 오르가슴 강화에 인과관계가 있으며, 그로 인해 일부 여성은 분만 중 오르가슴과 비슷한 쾌감을 느끼기도 한다는 연구가 있다.

자녀와의 포옹이나 가족과의 친밀한 신체 접촉도 옥시토신 분비를 증가시킨다. 아기에게 젖을 물리며 눈을 마주치는 것은 엄마와 아기 모두에게 강력한 옥시토신 자극 효과가 있다.

또한 반려동물과 몸을 맞대고 끌어안고 눈을 마주치는 것도 좋은 효과가 있다. 반려동물의 사진을 바라볼 때 옥시토신 보상회로가 다른 동물의 사진을 볼 때보다 더 활성화된다는 연구 결과가 있다. 옥시토신을 흡입한 개들은 반려인을 쳐다보는 시간이 더 길어진다는 연구 결과도 있다.

주기적인 마사지도 좋다

•

마사지를 받는 것도 옥시토신 분비에 긍정적인 영향을 미친다. 2012년 미국 캘리포니아대학교 샌디에고병원 피부과 팀의 연구에 따르면, 15분간 등마사지를 받은 65명의 그룹은 단순 휴식을 취한 30명의 그룹에 비해 혈중 옥시토신 수치가 상승하고, 부신피질자극호르몬, 산화질소, 베타 엔도르핀의 수치는 감소했다. 몇 년 후 비슷하게 진행된 또 다른 연구에서는 마사지를 한 사람의 옥시토신 수치도 상승하는 것으로 나타났다.

좋아하는 사람들과 많은 시간을 보내라

•

친구와 수다를 떨거나, 연인이나 가족과 함께 음식을 준비하고 즐겁게 식사하는 것, 요가, 춤, 등산, 낚시 등을 함께하는 것도 옥시토신 분비를 촉진한다. 이러한 활동은 인간의 행복이 사회적 성공이나 부보다는 사랑하는 사람들과 시간을 보내고 삶의 즐거움을 나누는 것에 있다는 사실을 알려준다.

나만의 임영웅을 찾아라

●

혹시 덕질을 하는가? 덕질이란 어떤 분야를 열성적으로 좋아하여 그와 관련된 것들을 모으거나 파고드는 일을 뜻한다. 임영웅을 떠올리면 이해하기 쉽다. 지금 이 책을 읽고 있는 여러분에게 묻고 싶다. 덕질을 하고 있는지? 꼭 사람이 아니어도 좋다. 드라마나 영화, 음악, 스포츠, 취미 등 무엇이든 상관없다. 덕질의 포인트는 생각만 해도 기분이 좋고, 삶의 활력소가 되어주는 것이냐 하는 것이다.

덕질은 옥시토신 분비와 밀접한 관련이 있다. 덕질을 통해 얻는 무조건적인 애정과 몰입은 옥시토신을 촉진하여 긍정적인 효과를 준다. 덕질은 상대방에게 반대급부를 기대하지 않는 무조건적인 애정을 표현할 수 있어 옥시토신 분비를 증가시키고 행복감을 증진시킨다. 좋아하는 활동에 몰입할 때 옥시토신이 분비되어 긍정적인 감정을 강화하고, 정서적 만족감을 높인다.

주변에서 한번쯤은 봤을 것이다. 머리가 희끗하신 어르신들이 똑같은 색깔의 옷을 입은 채 응원봉을 들고, 좋아하는 노래를 따라 부르고 응원하면서 함박웃음을 짓는 모습 말이다. 이보다 더 좋은 옥시토신 주사는 없다.

또한 덕질을 하면 자연스럽게 같은 것을 좋아하는 사람들과 관계를 맺게 되어 사회적 유대감도 강화된다. 이처럼 덕질은 여러모로 옥시토신 분비를 촉진하기 때문에, 중년과 노년 시기에 적극 추천하고 싶다.

재미있는 취미생활을 하라

•

스스로 즐거운 일을 하는 것은 옥시토신 분비를 촉진하는 효과적인 방법이다. 하고 싶은 일을 하면 즐거움과 만족감을 느껴 뇌의 보상회로가 활성화되어 옥시토신 분비가 증가한다. 좋아하는 활동은 스트레스를 줄여 옥시토신 분비를 촉진하며, 사회적 상호작용을 통해 이를 더욱 강화한다. 이러한 긍정적인 경험은 자기 효능감도 높여준다.

좋아하는 음악을 듣는 것도 좋다. 음악을 듣는 동안의 뇌를 자기공명영상MRI으로 촬영하면 도파민, 옥시토신, 세로토닌, 에피네프린 등의 보상회로가 활성화되는 것을 관찰할 수 있다.

이 외에도 내가 했을 때 즐겁고 행복했던 다양한 활동을 꾸준히 하는 게 가장 좋다. 이런 활동은 무엇이든 옥시토신

젊음은 나이가 아니라 호르몬이 만든다

분비를 촉진하며, 스트레스도 줄이고 전반적인 웰빙을 증진시키는 데 기여한다.

비타민은 부족함 없이

•

비타민D와 비타민C를 충분히 섭취한다. 옥시토신은 옥시토신 유전자OTX gene가 여러 번의 가수분해를 하면서 생성되는데, 마지막 가수분해에 비타민C가 필요하다. 자궁, 고환, 안구, 부신, 태반, 흉선thymus, 췌장 등 옥시토신이나 옥시토신 전구체가 발견되는 조직에서는 반드시 비타민C도 발견된다. 비타민D와 비타민C는 옥시토신의 합성과 분비를 돕는다. 따라서 햇볕을 쬐거나 비타민D가 풍부한 음식을 먹거나 보충제를 복용해야 한다. 비타민C는 과일과 채소를 충분히 섭취하면 된다.

하루의 끝은 명상으로

•

고된 하루 끝에 명상을 하면 옥시토신 관리에 좋다. 스트레스는 옥시토신 분비를 저하시키는데, 명상을 통해 부정적인 생각을 밀어내고 긍정적인 생각을 반복하면 스트레스가 줄고, 마음의 평화를 찾을 수 있다. 자신에게 긍정적인 문구를 반복하면 자기 존중감이 높아지고 정서적 안정감을 느낄 수 있으며, 이는 전반적인 정신 건강에도 긍정적인 영향을 미친다.

명상의 방법으로는 "나는 충분히 사랑받을 가치가 있어", "내 삶은 긍정적인 방향으로 나아가고 있어"와 같은 긍정적인 메시지를 반복해서 읊고, 주변 사람들을 떠올리며 그들에게 행복과 사랑을 보내는 명상을 하는 것이다.

부정적인 생각이 떠오를 땐, 이를 인정하고 긍정적인 생각으로 대체하는 것이 중요하다. "나는 잘할 수 있어", "모든 것은 잘 풀릴 거야"와 같은 긍정적인 생각을 반복하는 것이 도움이 된다. 이러한 명상을 꾸준히 실천하면 옥시토신 분비를 증가시키고, 전반적인 삶의 질을 향상시키는 데 큰 도움이 된다.

젊음은 나이가 아니라 호르몬이 만든다

'옥시토신' 관리 포인트

☐ 친밀한 사람들과 포옹이나 몸을 밀착하는 등 신체적 접촉을 많이 한다.

☐ 반려동물과 몸을 맞대고 끌어안고 눈을 자주 마주친다.

☐ 반려동물의 사진이라도 자주 본다.

☐ 마사지를 받는다.

☐ 좋은 음악을 듣고, 좋은 그림을 본다.

☐ 비타민D와 C를 충분히 섭취한다.

☐ 스스로 재미있고, 즐거운 일을 한다.

☐ 친구와 만나서 수다를 떤다.

☐ 긍정적인 명상을 한다.

☐ 덕질을 한다.

☐ 연인이나 가족과 함께 음식을 준비하고 맛있게 먹는다.

☐ 요가, 춤, 등산, 낚시 등 몸을 움직이는 취미활동을 한다.

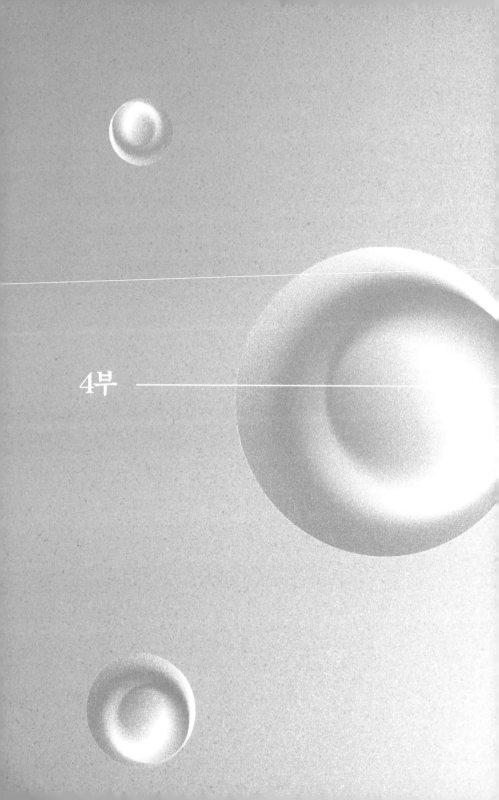

4부

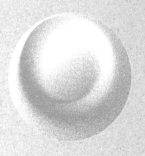

'호르몬 저속노화
프로그램'으로
젊고 건강해지다

Slow
Aging

제2의 인생을 사는 사람들

'호르몬 저속노화 프로그램'을 한 후, 긍정적인 변화를 경
험하는 사람들을 많이 만났다. 처음 나를 찾아왔을 때, 엉망
이었던 몸과 마음이 짧게는 단 몇 주 만에 정상 회복되었다.
혈당, 혈압, 콜레스테롤 수치 등 각종 대사지표가 좋아져서
복용하던 약을 끊은 사람도 있다. 체중과 체지방이 줄어들고,
근육량은 증가해서 젊었을 때보다 더 젊어진 것 같다며 웃던
남성도 떠오른다.

나이가 들면 여러 호르몬 수치가 자연스럽게 감소하게 된
다. 예를 들어, 성장 호르몬, 테스토스테론, 에스트로겐 같은
호르몬들이 줄어들면서 신체와 정신 건강에 부정적인 영향
을 미칠 수 있다. 호르몬을 관리하는 이유는 바로 이 때문이

다. 호르몬 균형을 맞추면 신체적, 정서적, 사회적 건강을 유지하는 데 큰 도움이 된다. 호르몬이 균형을 이루면 신진대사가 활발해지고, 면역력이 강화되며, 스트레스에 대한 저항력이 높아져서 전반적인 삶의 질이 올라간다.

수많은 호르몬 중에서도 인슐린, 성장 호르몬, 멜라토닌, 옥시토신, 이 네 가지 호르몬만 집중 관리해도 확실히 달라진다. 물론 호르몬은 모두 연결돼 있기 때문에, 각각 하나씩 관리하는 것보다 동시다발적으로 함께 관리하는 것이 가장 좋다.

하지만 한꺼번에 모든 걸 확 바꾸는 게 쉽지 않다는 걸 알기 때문에, 하나씩이라도 천천히 바꿔보길 바라며 이 프로그램을 만들었다. 이 프로그램을 경험한 사람들은 여러 가지 긍정적인 변화를 체감했다. 먼저 앞서 말한 것처럼 신체적 건강에 큰 변화가 있었다. 인슐린 저항성이 감소하면서 혈당, 혈압 등이 안정되고, 피부도 좋아져서 제 나이보다 젊어 보이고, 천천히 나이 드는 걸 경험하고 있다.

정서적으로도 많은 변화를 느낄 수 있다. 옥시토신과 멜라토닌 수치가 증가하면서 나이 들면 어쩔 수 없다고 여겼던 우울감과 불안감이 줄어들고, 정서적 안정과 행복감이 증가했다. 이런 변화는 사회적 관계에도 긍정적인 영향을 미쳐서 사람들과의 만남이 더 즐거워지고, 사회적 활동에 적극적으로 변했다.

나이 들면 가장 걱정되는 인지기능 측면에서는 기억력과 집중력이 크게 향상되었다. 일상생활에서의 효율성이 높아지고, 특히 기억력 저하와 집중력 부족이 개선되어 치매에 대한 걱정에서도 멀어졌다. 덕분에 젊었을 때처럼 모든 것에 자신감을 가지게 되어, 사회생활에 더욱 적극적으로 참여하게 되는 선순환이 이루어지고 있다.

마지막으로 생활습관도 크게 개선되었다. 당 지수가 낮은 음식을 선택하고 규칙적인 식사 패턴을 유지하면서 건강한 식습관을 가지게 되고, 꾸준한 유산소 운동과 근력 운동을 통해 신체 건강을 유지하며, 멜라토닌 수치를 높여 수면의 질을 개선했다. 나이가 들어도 건강하고 활력 있는 삶을 유지하기 위해서는 호르몬 관리가 반드시 필요하다.

평범하지만 생생한 이들의 이야기가 누군가에게는 큰 용기가 되지 않을까 싶다. 그래서 몇 분의 사례를 소개한다. 부디 이분들의 변화가 이 책을 읽는 여러분들에게도 적용되어서 제2의 인생, 건강하게 천천히 나이 드는 삶을 사는 데 그 시작이 되기를 바란다.

다시 젊어진 느낌에 살맛 납니다!

40대 때부터 당뇨병을 앓고 있었습니다. 그때부터 50대 후반인 지금까지 계속 당뇨약을 먹고 있죠. 나름 식단 관리도 하고 운동도 하고 있어서 합병증이 오지는 않은 상태였는데, 몇 달 전부터 갑자기 컨디션이 안 좋아졌습니다. 밤에 화장실에 들락거리느라 푹 자지 못하고, 제대로 못 자니까 기운이 없고 마음도 가라앉고 불안하고 우울하기도 했죠. 이러다 보니 일을 할 때도 제대로 집중할 수가 없고 일상이 무기력하고 힘들더군요.

주변에서는 그저 나이 들면 자연히 잠이 줄고, 또 당뇨병을 앓고 있으니 당연히 화장실을 자주 가는 것이 아니겠냐고 했어요. 그런데 당뇨는 꽤 오래 전부터 있던 지병이어서 이러한 증

젊음은 나이가 아니라 호르몬이 만든다

상이 갑자기 생긴 게 무서웠죠. 아직 50대밖에 안 됐는데 다른 사람들보다 더 늙은 것 같은 느낌도 들고요. 아무래도 합병증이 생겼다는 생각이 들어서 병원을 찾았습니다.

검사를 해보니 몇 달 사이에 업무 때문에 스트레스를 받아서 식단과 생활습관 관리를 소홀히 한 것이 원인이었어요. 인슐린 저항성이 많이 증가해 있었고, 멜라토닌 수치는 확 떨어져 있었습니다. 반면에 스트레스 호르몬인 코르티솔의 수치는 아주 높게 나왔고요. 이 모든 게 호르몬의 불균형이 원인이라는 진단을 받고 가장 먼저 호르몬의 균형을 맞추는 저속노화 프로그램을 진행하기로 했습니다.

처음에는 호르몬이라는 게 짧은 기간 안에 개선될 것 같지 않아서 의문이 들었는데, 일시적으로 혈당과 멜라토닌 수치를 잡는 것만으로는 언젠가 같은 증상이 반복될 거라는 선생님의 말씀을 듣고서 프로그램을 열심히 따라 했죠.

우선 인슐린 호르몬을 관리하는 식이조절부터 철저하게 했습니다. 처음에는 너무 어려웠어요. 당뇨병을 앓고 있었으니 식이조절은 나름 자신 있다고 생각했는데, 당 지수가 70 이상으로 높은 음식은 아예 안 먹고 두부, 콩, 미역, 다시마, 각종 채소 등 당 지수 55 이하의 음식들만 먹으려고 하니 힘들더라고요. 그렇지만 일주일을 해냈어요. 일주일이 굉장히 짧은 시간이라고 생각했는데, 실천이 어려웠던만큼 엄청 길게 느껴졌어요. 그리고 정말 신기하게 일주일이 지나니까 우선 밤에 화장실을 자주 가던 게 사라졌어요. 당뇨와 가장 밀접하게 연관성을 가지는 인슐린 호르몬이 제 기능을 하고 있다는 거였죠.

이후에는 멜라토닌 호르몬 수치를 정상화시키기 위해서 햇볕을 쬐며 걷는 운동을 많이 했습니다. 물론 첫 주에 했던 식단관리는 꾸준히 했고요. 그렇게 호르몬 저속노화 프로그램을 했더니 정말 신기하게도 잠도 잘 자고, 자연스레 컨디션도 좋아지고 몸도 마음도 활기가 생겼습니다. 한 달 전에 나를 봤던 사람들은 도대체 무슨 일이 있었냐고 물을 정도로 몸이 젊어지고 건강해졌습니다.

10년 이상 당뇨병을 앓아왔지만 혈당조절이 불량했던 환자였다. 진료실을 처음 찾을 당시에도 평균 공복혈당이 200mg/dL 이상이었고, 식후혈당은 이보다 더 높은 수치를 보여서 걱정이 많은 상태였다. 호르몬 저속노화 프로그램을 꾸준히 진행한 결과 6개월 후에는 평균 공복혈당이 120~140mg/dL, 식후 2시간 혈당도 200mg/dL 이하로 양호하게 조절되었고, 지금까지도 잘 유지하고 있다.

나이가 들면 지속적인 잘못된 식생활과 생활습관으로 당

뇨병이나 고혈압 같은 만성질환에 걸리기 쉽다. 당뇨병, 고혈압은 그 자체도 위험하지만, 따라오는 합병증이 아주 위험하다. 합병증이 생기는 원인은 당뇨병과 고혈압이 장기화되면 몸속에 있는 수많은 호르몬이 불균형해지고, 결국 다른 여기저기에서 적신호가 나타나기 때문이다.

당뇨병과 고혈압 또한 호르몬 관리에 소홀해서 생겨난 질환이다. 지금 내 몸이 젊고 건강하다고 느껴져도 20대부터 서서히 호르몬 분비량이 감소하고, 나이가 들면 들수록 분비량이 더욱 감소하여 호르몬이 전반적으로 불균형해지면서 노화가 시작된다. 젊은 사람보다 상대적으로 나이 든 사람이 당뇨병, 고혈압에 더 많이 걸리는 이유가 여기에 있다.

당뇨병은 특히 인슐린 호르몬 관리를 철저히 해야 한다. 인슐린은 식습관에 크게 영향을 받으므로 당 지수가 높은 흰쌀밥이나 밀가루 음식을 적게 먹고, 당 지수 55 이하의 음식인 콩류, 해조류, 채소류를 즐겨 먹어 인슐린 호르몬을 관리해야 한다. 또 나이가 들면 젊었을 때보다는 활동량이 줄어들기 때문에 시간을 정해두고 꾸준히 근력을 키우는 운동도 해줘야 한다.

이제 치매 걱정 안 해요

60대가 되니 전에 없던 우울감과 외로움을 자주 느꼈어요. 특별히 힘든 일이 있는 건 아니었어요. 아이들도 모두 잘 커서 제 짝 만나 다들 가정을 꾸렸고, 큰 걱정이 있는 건 아니었죠. 갱년기 때도 안 그랬는데, 요즘 들어 사람들 만나는 게 점점 귀찮아지고 피곤하게 느껴졌어요. 예전에는 친구들과 만나서 대화하는 게 참 즐거웠는데, 요즘은 만나도 재밌지도 않고 그저 시큰둥했어요.

잠도 깊이 못 자고 자꾸 중간에 깨서 그런지 한창 아이들 키울 때보다 더 피곤했지요. 잠을 잘 못 자니 작은 일에도 쉽게 짜증이 나고 불안해지고 스트레스도 예전보다 더 심하게 느껴졌고요. 무엇보다 걱정되는 건 기억력이었어요. 최근 들어 물건

젊음은 나이가 아니라 호르몬이 만든다

을 어디에 뒀는지 자꾸 잊어버리고, 방금 했던 일도 깜빡깜빡하고, 무슨 말을 하려다가도 금방 잊어버려서 말이 막히곤 해서 걱정이 많았어요. 나이 들면 다들 이런다고 하지만, 혹시 이게 치매 초기 증상은 아닐까 싶어서 걱정이 됐지요. 그래서 병원에 갔는데, 이런저런 검사를 해보고 호르몬 문제라는 걸 알게 됐어요. 특히 멜라토닌과 옥시토신 호르몬 저하가 심각했어요.

사람 만나는 게 귀찮고 재미없어서 안 만났는데, 그게 오히려 옥시토신 호르몬을 더 떨어뜨렸다는 걸 알게 됐어요. 옥시토신 호르몬이 줄어들면 우울감도 생기고, 기억력이나 집중력도 떨어진다는 걸 알게 됐죠. 그래서 호르몬 저속노화 프로그램을 당장 시작했어요.

멜라토닌과 옥시토신 호르몬 분비를 늘리기 위해 규칙적으로 햇빛을 쬐며 산책을 하고, 가족, 친구들과 주기적으로 만남을 가졌어요. 그 전에는 만나도 피곤하기만 하고 시큰둥했는데, 만남을 지속하니 예전처럼 긍정적인 마음이 솟으면서 다음 만남이 기대되더라고요.

　　이 환자가 호소하는 우울감과 외로움, 사회적 관계의 어려움, 수면장애, 불안감 및 기억력 저하 등의 증상은 나이가 들면서 자연스럽게 감소하는 옥시토신 호르몬과 밀접한 관련이 있다.

옥시토신은 흔히 '사랑의 호르몬' 또는 '행복 호르몬'으로 불리며, 뇌의 시상하부에서 생성되고 뇌하수체 후엽을 통해 분비된다. 이 호르몬은 사람 간의 친밀감, 유대감, 신뢰 형성 및 정서적 안정감에 중요한 역할을 한다. 또한 스트레스 반응을 완화하고 불안감을 감소시키며 수면의 질을 높이는 데 관여한다. 최근 연구에 따르면 옥시토신은 기억력과 집중력 같은 인지기능 유지에도 긍정적인 영향을 미친다고 보고되고 있다.

그러나 나이 들면서 옥시토신 분비량이 점차 감소하면 사회적 관계에서 거리감을 느끼거나 우울하고 외로운 감정을 자주 느끼게 된다. 또한 스트레스에 민감해지고 수면이 얕아지며, 기억력이나 집중력과 같은 인지기능에도 영향을 준다.

물론 치매의 원인이 호르몬에만 있는 건 아니다. 정확한 진단을 위해서는 인지기능 검사를 진행하는 것이 좋고, 검사 결과에 따라 추가적인 평가나 치료를 해야 한다. 하지만 그 전에 호르몬 관리를 하는 걸 추천한다.

증상을 완화하고 옥시토신 분비를 촉진하기 위해서는 사회적 활동을 꾸준히 유지하고, 가족이나 친밀한 사람들과 정서

젊음은 나이가 아니라 호르몬이 만든다

적·신체적 교류(포옹, 손잡기 등)를 늘리는 것이 효과적이다. 또한 가벼운 운동이나 요가, 명상 등으로 스트레스 관리를 하면 옥시토신 분비를 촉진하여 정서적 안정과 기억력 향상에 도움을 줄 수 있다.

동안이라는 말을 들어요

거울 볼 때마다 우울했어요. 얼마 전부터 피부가 거칠고 푸석 푸석해져서 아무리 좋은 화장품을 발라도 효과가 없었죠. 딱히 동안은 아니었지만 그래도 노안이라는 이야기는 한 번도 들어보지 못했는데, 40대가 되면서 내가 봐도 나이 드는 게 보이더니 중반이 되니 완전 달라지더라고요. 그래도 한때는 피부 미인이라는 소리도 듣고 살았는데, 피부가 안 좋은 건 물론이고 아픈 사람처럼 안색도 안 좋았어요. 그러면서부터 실제 나이보다 대여섯 살 더 많게 보더라고요.

주름과 미백에 좋다는 화장품들을 브랜드별로 다양하게 구입해 발라봤지만 효과가 없었어요. 또 지인들에게 추천을 받아서 피부 관리도 받아봤는데, 받은 직후 잠깐만 좋아 보일 뿐 오

젊음은 나이가 아니라 호르몬이 만든다

래 가지 않았죠.

그러다 우연히 지인을 통해 호르몬에 이상이 생기면 피부에 가장 먼저 티가 난다는 이야기를 듣고서 병원을 찾아 검사를 받았습니다. 검사 결과 큰 문제는 없었지만 40대가 되면 자연히 호르몬 분비량이 줄어들어서 20~30대 때와 똑같은 패턴으로 생활하면 줄어드는 그 분비량만큼 피부에 그대로 드러날 수밖에 없다고 하더라고요. 호르몬만 열심히 관리하면 다시 젊어질 수 있다는 선생님의 말씀에 호르몬 관리를 열심히 했습니다.

처음에는 호르몬이라는 것 자체가 어렵게 여겨졌는데, 4가지 호르몬만 집중적으로 관리하면 되는 것이라 실제로 했을 때는 어렵지 않았어요. 특히 여성 호르몬 분비에 영향을 미치는 인슐린과 성장 호르몬 관리에 특히 신경 써서 식이조절과 운동을 열심히 했더니 신기하게도 거칠었던 피부가 매끈해지고, 축축 처져서 탄력 없어 보였던 피부가 탱탱해졌습니다.

피부와 호르몬, 전혀 관계가 없을 것 같았는데 이렇게 큰 효과가 나타나다니 정말 신기합니다. 요즘에는 주변 사람들에게 피부과나 화장품에 투자하지 말고 호르몬 관리하는 데 투자하라고 조언해요.

몸이 예전 같지 않다는 걸 가장 먼저 느끼는 신체 부위는 바로 얼굴이다. 얼굴은 매일 만지고 보기 때문에 피부가 푸석해지거나 칙칙해지는 걸 빨리 눈치챌 수 있다. 피부가 푸석해지고, 이전에는 없던 뾰루지가 나거나 탄력이 떨어지는 것 모두 호르몬 관리가 제대로 되지 않아 호르몬에 문제가 생겨서다.

나이가 들면 호르몬 분비량이 급격하게 줄어서 쉽게 불균형해지기 때문에 젊었을 때보다 피부가 갑자기 안 좋아지고, 10~20대 때는 나지 않던 여드름이 생기기도 한다. 호르몬과 피부의 상관관계는 여성의 경우 매달 찾아오는 월경 시기에 따라서 변하는 피부를 떠올리면 이해가 쉽다.

젊고 건강한 외모의 첫 번째라고 할 수 있는 매끄럽고 빛나는 피부를 유지하고 싶다면 호르몬을 잘 관리해서 균형을 잡아야 한다. 수많은 호르몬 중에서도 특히 다른 호르몬의 활성화에 큰 영향을 미치는 4대 호르몬인 인슐린, 성장 호르몬, 멜라토닌, 옥시토신만 잘 관리한다면 누구나 부러워할 만한 피부와 동안 외모는 물론이고, 사회적·정서적 젊음도 유지할 수 있다.

젊음은 나이가 아니라 호르몬이 만든다

다이어트,
건강하게 할 수 있어요

체중이 30킬로그램이나 늘어서 스트레스가 많았습니다. 작년에 일이 많아서 점심을 간단하게 인스턴트음식으로 때우고, 늦은 저녁에 야식을 즐겨 먹었더니 먹는 족족 살이 쪘습니다. 살이 찌면서부터 운동도 하고, 인스턴트음식도 줄이고 식이조절을 했는데도 살이 빠질 기미는 보이지 않고, 오히려 계속 더 불어나기만 했습니다.

갑자기 체중이 늘어나니 옷이 하나도 맞지 않고, 조금만 움직여도 숨이 차고 몸 자체를 움직이는 것도 불편해서 일상생활에 지장을 느낄 정도였어요. 그러니 사람 만나는 게 싫고, 자존감도 낮아지고, 생리도 불규칙해지고 우울증까지 왔었죠.

가족들이 갑자기 살이 찌면 대사 증후군이 오는 경우가 있다고 해서 검사를 해봤는데, 놀랍게도 이 모든 이유가 호르몬 때문이었다는 걸 알게 됐습니다. 혈액 내 코르티솔이라는 스트레스 호르몬 수치가 비정상적으로 높았고, 반면에 여성 호르몬 수치는 감소해 있었죠. 혈관 상태도 좋지 않아서 경동맥 양측에 혈전도 생겼습니다. 호르몬은 혈액을 타고 온몸 곳곳을 돌아다닌다고 하는데, 혈관과 혈액 모두 건강하지 않으니 당연히 호르몬에도 문제가 생긴 거였죠.

병원에서 호르몬의 문제를 바로잡는 프로그램을 실천할 것을 권유하셨습니다. 먹는 것, 운동, 생활습관만 신경 쓰면 되는 프로그램으로 흔한 다이어트 방법이라고 생각했는데 그게 아니었어요. 그저 몸에 안 좋은 음식을 덜 먹고, 유산소 운동과 함께 근육을 만드는 운동을 하고, 잠을 푹 잘 자는 것뿐이었죠.

독하게 다이어트를 했을 때도 살이 빠지지 않았는데, 과연 이것만으로 살이 빠질까 싶었어요. 그런데 정말 신기하게도 살이 서서히 빠지더니, 지금은 10킬로그램 가까이 감량되고 불규칙했던 생리도 바로 잡혔습니다.

병원에 가서 다시 검사를 해보니 전반적으로 엉망이었던 호르몬들이 정상에 가깝게 활성화됐다고 하더라고요. 신기하고 놀라웠습니다. 이 프로그램을 해서 무엇보다 좋은 건 호르몬 관리라는 게 결국 잘못된 식생활과 생활습관을 바로잡고, 지금

젊음은 나이가 아니라 호르몬이 만든다

까지 무심결에 해오던 나쁜 습관을 버리고 좋은 습관을 유지하는 거라서 이후에도 혼자서 얼마든지 건강하게 할 수 있다는 겁니다.

호르몬 저속노화 프로그램을 꾸준히 한 지 1년이 된 지금, 몸무게는 정상으로 돌아왔고 우울증과 대인기피도 모두 없어져서 오히려 이전보다 더 자신감 넘치게 살고 있습니다.

이 환자는 급격한 체중 증가로 병원을 찾았다. 야식, 인스턴트식품을 많이 섭취하고 신체 활동은 거의 하지 않는 등 생활습관 자체에 문제가 많았다. 그로 인해 호르몬 불균형도 심각한 상태였고, 특히 코르티솔 분비량이 아주 높았다.

잘못된 생활습관으로 인한 호르몬 불균형이 너무 심해 질병 직전 수준에까지 이르렀지만, 환자 본인이 심각성을 잘 받아들이고 생활습관을 개선하는 데 많은 노력을 해서 놀라운 치료 효과를 거둘 수 있었다.

비만도 호르몬 때문이라고 하면 많은 사람들이 의아해한다. 갑자기 급격하게 살이 쪘거나 운동과 식이조절을 해도 살이 계속 찌거나 몸이 붓는 느낌이 든다면 호르몬에 문제가 생긴 것이 아닌지 의심해봐야 한다.

최근 사회적으로 문제가 되는 게 비만이다. 현대인들의 식습관을 들여다보면 기름진 육류와 밀가루, 가공식품과 인스턴트식품을 즐겨 먹는다. 또 운동량은 적고 스트레스는 많으며 수면시간도 부족하다. 이런 생활이 호르몬의 건강을 해치는 원인이 되며, 혈관과 혈액을 건강하지 못하게 한다.

우선 비만을 예방하기 위해서는 호르몬 균형을 저해하고 혈관을 노화시키는 동물성 기름이 많은 고기(삼겹살, 양념갈비, 치킨 등)와 육가공품(소시지, 햄, 베이컨 등), 커피, 탄산음료, 인스턴트식품(라면, 레토르트식품 등), 패스트푸드(햄버거, 피자 등), 술을 자제해야 한다. 반면 각종 호르몬을 활성화시키고 혈관 건강까지 지켜주는 콩류(두유, 두부, 된장찌개, 콩밥), 생선류, 해조류(김, 미역), 칼슘 함유 음식(유제품, 멸치), 녹황색 채소(상추, 양상추, 시금치, 당근) 등을 즐겨 먹으면 좋다.

호르몬 균형이 깨지는 것이 비단 식습관 때문만은 아니다. 다른 이유 때문에 호르몬에 이상이 생길 수도 있다. 이때는 살을 뺀다고 무작정 굶는 것보다 호르몬 활성에 좋은 음식 위주로 규칙적으로 식사하는 게 더 좋다.

한창때 못지않게
체력이 좋아졌어요

곧 퇴직을 앞두고 있습니다. 예순 넘어서까지 직장생활을 했으니 복 받은 셈이죠. 지금까지 참 열정적으로 최선을 다해서 일했는데, 요즘 들어 회사에서 일을 거의 하지 못하고 의자에 앉아 멍하니 있는 시간이 부쩍 많아졌습니다. 하는 일이 없다고 느껴지니까 공허한 기분도 들고, 처음에는 오랫동안 몸담 았던 회사를 떠나려니 아쉽고 서운해서 울적한 마음이 드는 거라고 생각했는데 이게 점점 심해지더니 이제는 몸도 아프고 기력도 떨어지더군요. 혹시 남성 갱년기가 아닌가 싶어서 병원을 찾았죠.

이런저런 검사를 하고서 몸속 호르몬의 분비량이 현저히 떨어져 있다는 걸 알게 됐습니다. 특히 멜라토닌 호르몬의 수치가 아주 낮아서 우울감이나 피로도가 높은 거라는 진단을 받았습니다. 이 모든 게 중년 남성에게 흔히 나타나는 증상이라고 했는데, 친구들은 여전히 쌩쌩해서 취미 생활도 열정적으로 하고 퇴직하고도 다른 일을 찾아서 할 정도로 젊어 보이니 비교도 되고 더욱 위축되더라고요.

몸속의 모든 호르몬을 전반적으로 활성화시키면 기운 없던 것이 나아진다고 해서 우선 가볍게 호르몬 건강을 회복하는 저속 노화 프로그램을 따라 했습니다. 특히 멜라토닌 호르몬 분비를 촉진시킬 수 있는 프로그램을 더 진행했죠. 물론 앞서 진행하던 식이조절과 가벼운 운동도 함께 병행하고 있었지만, 생각보다 우울증과 불면증이 심하여 멜라토닌 호르몬 분비가 왕성하게 이뤄지도록 노력했죠. 그 결과는 정말 놀라웠습니다.

호르몬 건강을 회복하는 프로그램을 신경 써서 지켰더니 아무것도 하기 싫던 무기력함과 공허함, 우울감이 스스로 느낄 수 있을 정도로 사라지고, 잠을 많이 자도 피곤하기만 했었는데 만성피로도 사라졌습니다. 옛날처럼 뭔가가 자꾸 하고 싶고, 새로운 일에 도전하고 싶다는 의욕도 생겼습니다. 마음이 이렇게 긍정적으로 바뀌니 여기저기 아프던 몸도 건강해지고 아주 쌩쌩합니다. 호르몬 건강을 지킨 것만으로 건강과 자신감, 젊음까지 모두 되찾게 되어 요즘 다시 사는 기분입니다.

젊음은 나이가 아니라 호르몬이 만든다

어딘가 주눅 들고 위축된 모습으로 진료실 문을 열고 들어오던 환자와의 첫 만남이 아직도 생각난다. 이 환자는 육체 피로와 우울감이 심한 상태로 성장 호르몬은 측정 불가 수준으로 떨어져 있었고, 멜라토닌과 옥시토신 농도도 아주 낮은 상태였다. 호르몬 저속노화 프로그램으로 적절한 신체 활동과 숙면을 할 수 있도록 도와준 결과, 먼저 환자가 느끼는 주관적인 증상이 호전되면서 자신감을 회복했고, 가까운 사람들과 좋은 관계를 맺으며 긍정적인 마음을 갖게 되면서 많이 떨어져 있던 호르몬 수치들도 정상을 되찾았다.

젊음과 건강이 비단 신체에만 적용되는 건 아니다. 마음과 정신도 신경 써서 관리하지 않으면 나이 들고 병든다. 마음과 정신의 노화를 이야기할 때 흔히 갱년기를 예로 들면 이해가 쉽다.

여성의 갱년기는 대체로 50대 전후로 온다. 폐경이 되면서 호르몬이 몸속 여기저기에서 이전과 달라졌다는 신호를 보내면서 불균형해진다. 그러면서 몸도 아프고, 피부의 탄력도 급격하게 떨어지며 우울증까지 겪는다.

남성의 경우 폐경이 따로 없어서 갱년기를 명확하게 파악하기 어렵지만 40대가 되면 근력이 떨어지고 체력이 예전 같지 않으며, 남성 호르몬의 분비량이 현저하게 떨어져서 도미노처럼 호르몬 체계가 서서히 무너진다. 이렇게 되면서 공허함과 무기력감, 우울감이 찾아온다. 즉 마음도 늙고 병들게 된 것이다.

　이때는 멜라토닌과 옥시토신에 특히 신경을 쓰는 게 좋다. 다른 호르몬도 분명 다 중요하지만, 마음의 안정과 우울감을 덜 느끼도록 행복 호르몬이라 불리는 세로토닌 등과 큰 연관성을 가지는 호르몬들을 활성화시키는 게 중요하다.

젊음은 나이가 아니라 호르몬이 만든다

무릎 통증도, 짜증도 사라졌어요

나이가 많은 것도 아니고 이제 고작 40대 초반인데 무릎 통증이 심했어요. 병원에서는 뼈가 약한 편이니 조심해야 하고 관리를 잘 해야 한다는 말은 들었는데, 도대체 어떻게 관리를 해야 하는지를 몰랐었죠.

직장생활로 스트레스를 받은 날에는 무릎 통증뿐 아니라 온몸이 쑤시고 아프기까지 하고, 몸이 자꾸 아프니까 일이 안 되고 신경도 날카로워져서 짜증도 많아지고 열이 오르락내리락하더라고요. 아무래도 안 되겠다 싶어서 병원을 찾아가서 여러 가지 검사를 해본 결과 뼈보다 호르몬에 문제가 있다는 걸 알았어요. 원래 뼈가 약한 편이기도 했지만 40대에 접어들면서 성장 호르몬과 여성 호르몬의 분비량이 크게 떨어졌고, 골밀도 검사에서도 골감소증이 보였죠. 이 상태에서 호르몬 기능을 개선시키지 않으면 젊은 나이라도 여성 갱년기 증상이 심하게 올 우려가 있다고 하시더라고요.

당장 성장 호르몬 수치를 정상화해야겠다는 생각에 호르몬 저속노화 프로그램을 시작했습니다. 먼저 호르몬에 도움이 되는 올바른 식습관으로 신진대사를 바로잡고, 성장 호르몬의 분비를 돕기 위해 유산소 운동과 함께 근력 키우는 운동을 했어요. 스트레스를 받거나 신경이 날카로워지는 날에는 퇴근 후 좋아하는 노래를 듣고 반신욕을 즐기며 긍정적이고 행복한 마음을 가지려고 노력했어요.

이렇게 몇 주간 신경 써서 관리했더니 무릎 통증도 많이 괜찮아졌고, 얼굴이 갑자기 달아오르는 증상도 사라졌어요. 직장 동료들이 요즘 좋은 일 있냐고 물어볼 정도로 기분도 좋아지고 활력이 생겼어요. 예전의 제 모습을 되찾은 것 같고 20대로 돌아간 기분이 들어요.

명확한 이유가 없는 통증을 호소하던 이 환자의 진짜 원인은 호르몬에 있었다. 성장 호르몬과 여성 호르몬이 동년배에 비해 크게 감소된 상태였고, 전신의 근육량 특히 하체의 근육량이 많이 부족한 상태였다.

젊음은 나이가 아니라 호르몬이 만든다

성장 호르몬을 성장기인 아이들에게만 필요하고 관리해야 하는 호르몬이라고 생각하는데, 그렇지 않다. 오히려 나이가 들면 더욱 신경 쓰고 관리해야 하는 호르몬이 성장 호르몬이다. 회춘 호르몬이라고도 불리는 성장 호르몬은 세포 재생에 관여해 몸에 활력을 불어넣고, 신체의 기능을 높이며 노화를 방지하고 근육과 뼈까지 튼튼하게 만들어준다.

성장 호르몬이 잘 분비되게 하려면 근력 운동을 열심히 하는 게 가장 좋지만, 멜라토닌이 분비가 잘 되면 더불어서 성장 호르몬의 분비량도 늘어난다. 스트레스가 많거나 짜증이 나고 신경이 날카로운 날에는 마음의 안정을 찾을 수 있는 반신욕을 하거나 좋아하는 일을 하거나 노래를 들으면서 상관관계에 있는 호르몬을 함께 관리해주는 게 좋다. 이처럼 40대가 넘으면 다른 어떤 호르몬보다도 성장 호르몬에 신경을 써야 건강한 몸과 마음을 지킬 수 있다.

점점 더 어려 보인대요

50대가 되면서 거울 보는 게 싫었습니다. 언제 생겼는지 모르는 기미와 잔주름, 탄력 없이 축 처진 양쪽 볼과 푹 팬 팔자 주름까지 영락없이 나이 든 사람의 얼굴이었죠. 젊었을 때부터 피부에 관심이 많아서 좋다는 건 다 발라보고, 팩이며 마사지도 꾸준히 받았고, 때때로 피부과에 가서 관리도 받았는데 세월 앞에는 장사 없다고 결국 늙어갈 수밖에 없다는 생각에 너무 우울했어요.

또 언제부턴가는 사람들이 실제 나이보다 한참 더 나이 들게 보고, 또래 친구들과 함께 있을 때도 항상 제일 언니처럼 보여서 스트레스가 많았습니다. 도대체 무엇이 원인일까 나의 일상을 돌이켜봤지만 그저 잠을 좀 못 자서 은근한 피로감이 항

젊음은 나이가 아니라 호르몬이 만든다

상 있는 것과 야근이 잦은 것 빼고는 친구들과 크게 다르지 않았죠.

그러다 우연히 지인을 통해 여성이 40대가 넘으면 호르몬 변화 때문에 갑자기 몸이 늙는다는 이야기를 듣게 됐고, 나의 호르몬 상태는 어떤지 궁금해서 검사를 해봤습니다. 그리고 호르몬이 문제였다는 걸 알게 됐죠. 연령대가 비슷한 사람들의 평균 호르몬 상태보다 훨씬 안 좋은 상태였습니다. 특히 멜라토닌 호르몬 수치가 아주 낮았어요. 멜라토닌 호르몬이 부족하니 숙면을 하지 못하고 숙면할 때 왕성하게 분비되는 성장호르몬의 분비에도 안 좋은 영향을 끼치면서 피부 세포가 재생, 생성되지 못해서 기미가 생기고 얼굴 전체가 칙칙하고 생기가 없어 보였던 거죠.

그날부터 병원에서 추천해준 호르몬 저속노화 프로그램을 바로 시작했습니다. 야근이 잦아서 식습관도 좋지 못한 상태였기 때문에 인슐린을 중점적으로 관리할 때는 야근을 하지 않고 정해진 시간에 식단을 조절하며 식사를 했고, 빠르게 걷기와 스쿼트로 유산소와 근력 운동을 꾸준히 함께해서 성장 호르몬 분비를 촉진시키는 것에 집중했습니다. 그리고 멜라토닌 호르몬의 분비량을 올리기 위해 매일 점심시간에 햇볕을 쬐며 산책하고, 숙면을 위해 잠들기 2~3시간 전부터는 휴대폰과

TV를 멀리했습니다. 또 평소에 즐겨 마시던 커피도 하루에 한 잔만 마시는 것을 기준으로 일주일을 보냈죠.

결과는 놀라웠습니다. 우선 칙칙했던 얼굴이 밝아지고, 거뭇하게 올라오던 기미들도 연해졌습니다. 음식을 조절하며 먹는 습관이 생겼고, 운동을 꾸준히 하니 몸매도 달라져서 정말로 30대로 돌아간 기분입니다. 젊었던 그 시절로 돌아갈 순 없지만, 확실히 호르몬을 관리하니 천천히 나이 들어간다는 게 체감됩니다. 요즘은 나이보다 어려 보인다는 이야기를 듣습니다. 호르몬이 이렇게 인생 전체를 바꿀 줄은 몰랐습니다.

동안 외모를 가진 사람들은 타고났다고 생각하기 쉽지만, 그렇지 않다. 실제 나이보다 젊어 보이는 사람과 그렇지 않은 사람의 호르몬 건강 상태를 비교해 보면 알 수 있다.

젊어 보이는 사람들은 대개 몸 자체가 젊고 건강하다. 몸이 젊고 건강하다는 것은 몸속 수많은 호르몬이 제 역할을 잘 해내고 있다는 것으로 결국 호르몬이 건강하다는 뜻이다. 인슐린과 성장 호르몬이 제 기능을 잘하면 당뇨병, 고혈압, 고지혈증과 같은 대사 증후군과 멀어질 수 있고, 멜라토닌은 질 높은 수면으로 만병을 예방해주며, 옥시토신은 우울감을 낮추고 사회적 유대감을 높임으로써 치매 예방에 아주 중요하

젊음은 나이가 아니라 호르몬이 만든다

다. 이처럼 호르몬만 관리해도 내적·외적 젊음을 모두 유지할 수 있다.

얼굴이 노안이라서 스트레스가 많다면 지금 당장 자신의 호르몬 상태를 살펴보자. 호르몬만 제대로 관리하고 잡아도 건강하게 천천히 나이 들 수 있다!

호르몬으로 고통받는 사람들을 위하여

어느덧 준비한 호르몬 이야기를 마칠 때가 되었다. 청춘과 건강에 대한 이야기를 할 때마다 나는 몽테뉴의 《수상록》에 나오는 구절이 생각난다.

"나는 숫자에 지나지 않는 나이에 연연해하지 않고, 특히 정신의 노화를 경계할 것이며, 빨리 늙기보다는 늙어 있는 시간을 최소화하고 싶다. 그래서 나는 내가 겪을 수 있는 가장 작은 기쁨의 순간까지도 움켜쥔다."

이 책은 몸속에 이미 누구나 가지고 있는 신의 선물인 호르몬을 잘 돌보고 그들의 균형점을 유지하여 더 건강하고 젊게 살 수 있다는 취지에서 쓰게 되었다. 내가 이 책을 쓸 수 있었던 것은 실제로 '호르몬 저속노화 프로그램'을 생활 속에

젊음은 나이가 아니라 호르몬이 만든다

서 실천하여 호르몬 건강을 되찾고 단기간에 놀라운 효과를 체험한 분들이 계셨기 때문이다. 이분들이 전보다 좀 더 젊고 건강해질 수 있었던 비밀은 다름 아닌 '꾸준함'에 있었다.

호르몬 건강을 되살리는 방법은 멀리 있지 않다. 오늘 먹은 한 끼 식사, 운동화 신고 밖으로 나가 온몸으로 만끽하는 햇빛과 발걸음, 푹 자는 하룻밤의 단잠에서 호르몬 건강은 시작된다.

이 책으로 많은 분들이 사소한 일상에 기적이 있음을 깨닫고, 그 의미를 되새기기를 바란다. 그리하여 건강을 바라보는 시각에 있어서 또 하나의 채널을 제공할 수 있는 기회가 되었으면 한다. 지금 이 순간 만성질환으로 지쳐 있는 분이라면, 혹은 더 이상 젊지 않다는 것에 우울한 분이라면, 이 책을 통해 희망과 활력을 되찾았으면 한다.

호르몬의 신비로운 세계는 아직 다 밝혀지지 않았다. 이 책의 내용도 언젠가는 새로운 해석이 필요할 때가 올지도 모른다. 뉴턴이 자신을 두고 "진리라는 거대한 대양 앞에서 예쁜 조개껍질을 하나 찾고 즐거워하는 소년"이라고 했던 것처럼 호르몬이라는 거대한 세계에서 우리가 알고 있는 것은 빙산의 일각일 뿐이다. 그래서 나는 앞으로도 호르몬의 이야기를 겸손하게 경청하며 천착할 것이다. 호르몬은 아는 만큼 보이기 때문이다.

오늘도 건강하고 행복한 호르몬이 충만한 하루가 되길 바라며 이 글을 마친다.

젊음은 나이가 아니라 호르몬이 만든다

참고 문헌

- "diabetes Fact Sheet 2022", 대한당뇨병학회, diabetes.or.kr
- "Diabetes in the UK 2010: Key statistics on diabetes", Diabetes UK, 2010
- "Disability-Free Life-Years Lost Among Adults Aged ≥50 Years With and Without Di\-abetes", Bardenheier et al., <Diabetes Care>, 2016
- "Life expectancy associated with different ages at diagnosis of type 2 diabetes in high-in\-come countries: 23 million person-years of observation", Kaptoge et al., <Lancet Diabe\-tes & Endocrinology>, 2023
- "Potential Gains in Life Expectancy Associated With Achieving Treatment Goals in US Adults With Type 2 Diabetes", Kianmehr et al., <JAMA Network>, 2022
- "Cardiovascular, mortality, and kidney outcomes with GLP-1 receptor agonists in pa\-tients with type 2 diabetes: a systematic review and meta-analysis of randomised trials", Sattar et al., <The Lancet Diabetes & Endocrinology>, 2021
- "Hormone ontogeny in the ovine fetus and neonatal lamb: XXI. Effect of oxogenous insulin-like growth factor I on plasma growth hormone, insulin and glucose concentra\-tion", Zegher et al., <Endocrinology>, 1988
- "Growth hormone response to feeding in term and preterm neonates", TE et al., <Acta Paediatrica Scandinavica>, 1983
- "Pituitary Physiology and Diagnostic Evaluation", Kaiser & Ho, in Williams Textbook of Endocrinology (Thirteenth Edition), 2016
- "Effects of Human Growth Hormone in Men over 60 Years Old", Rudeman et al., <New England Journal of Medicine>, 1990
- "Growth hormone-releasing hormone and growth hormone secretagogues in normal aging", Merriam et al., <Endocrine>, 2003

- "Effects of Growth Hormone–Releasing Hormone on Cognitive Function in Adults With Mild Cognitive Impairment and Healthy Older Adults", Vitiello et al., <Archives of Neurology>, 2012

- "Vitamin A levels and growth hormone axis", Raifen et al., <Hormone Research>, 1996

- "Interactions between vitamin D and IGF-I: from physiology to clinical practice", Ameri et al., <Clinical Endocrinology>, 2013

- "Vitamin D status in prepubertal children with isolated idiopathic growth hormone deficiency: effect of growth hormone therapy", Hamza et al. <Journal of Investigative Medicine>, 2018

- "Dietary Reference Intakes: energy, carbohydrates, fiber, fat, fatty acids, cholesterol, pro\-tein, and amino acids", Institute of Medicine, Food and Nutrition Board, 2002

- "Growth hormone release during acute and chronic aerobic and resistance exercise: re\-cent findings", Wideman et al., <Sports Medicine>, 2002

- "Straight talk on planking", Solan, Harvad Health Publishing, 2019

- "The GH/IGF-1 axis in ageing and longevity", Junnila et al., <Nature Reviews Endocri\-nology>, 2013

- "Role of the GH/IGF-1 axis in lifespan and healthspan: lessons from animal models", Berryman et al., <Growth Hormone & IGF Research>, 2008

- "Effects of long-term elevated serum levels of growth hormone on life expectancy of mice: Lessons from transgenic animal models", Wolf et al., <Mechanisms of Ageing and Development>, 1993

- "GH Replacement in the Elderly: Is It Worth It?", Bitti et al., <Frontiers of Endocrinolo\-gy(Lausanne)>, 2021

- "Caloric restriction for 24 hours increases mean night growth hormone", Rose et al., <Journal of Pediatric Endocrinology and Metabolism>, 1999

- "Immunoregulatory action of melatonin. The mechanism of action and the effect on inflammatory cells", Manka et al., <Postepy higieny i medycyny doswiadczalnej>, 2016

- "Protective Effects of Melatonin against Obesity-Induced by Leptin Resistance", Suriag\-andhi et al., <Behavioural Brain Research>, 2022
- "Role of melatonin in blood pressure regulation: An adjunct anti-hypertensive agent", Baker et al., <Clinical and Experimental Pharmacology and Physiology>, 2018
- "NTP Review of Shift Work at Night, Light at Night, and Circadian Disruption", NTP cancer hazard assessments, 2021
- "Recommended Amount of Sleep for a Healthy Adult: A Joint Consensus Statement of the American Academy of Sleep Medicine and Sleep Research Society", Watson et al., <Sleep>, 2015
- "National Sleep Foundation's sleep time duration recommendations: methodology and results summary", Hirshkowitz et al., <Sleep Health>, 2015
- "Accelerometer-derived sleep onset timing and cardiovascular disease incidence: a UK Biobank cohort study", Nikbakhtian et al., <European Heart Journal-Digital Health>, 2021
- "When Is the Best Time To Go to Sleep?", <Sleep>, February 7, 2022
- "What's the Best Time to Sleep?", <TIME>, August 27, 2014
- "Running on Empty: Fatigue and Healthcare Professionals", Caruso, < NIOSH: Work\-place Safety and Health>, 2012 / "Caffeine for the prevention of injuries and errors in shift workers", Ker et al., <The Cochrane Database of Systematic Reviews>, 2010
- "Blind man living in normal society has circadian rhythms of 24.9 hours", Miles et al., <Science>, 1977
- "Four congenitally blind children with circadian sleep-wake rhythm disorder", Okawa et al., <Sleep>, 1987
- "Circadian rhythm abnormalities in totally blind people: incidence and clinical

signifi\-cance", Sack et al., <Journal of Clinical Endocrinology & Metabolism

- "Effect of Daylight on Melatonin and Subjective General Health Factors in Elderly Peo\-ple", Karami et al., <Iranian Journal of Public Health>, 2016
- "Benefits of Sunlight: A Bright Spot for Human Health", Mead, <Environmental Health Perspectives>, 2008
- "Global burden of disease from solar ultraviolet radiation", Lucas et al., World Health Organization Environmental Burden of Disease Series No.13, 2006
- "Melatonin suppression and sleepiness in children exposed to blue-enriched white LED lighting at night", Lee et al., <Physiology Reports>, 2018
- "Blue light from light-emitting diodes elicits a dose-dependent suppression of mela\-tonin in humans", West et al., <Journal of Applied Physiology>, 2011
- "Preliminary Results: The Impact of Smartphone Use and Short-Wavelength Light during the Evening on Circadian Rhythm, Sleep and Alertness", Hohn et al., <Clocks & Sleep>, 2021
- "Unrestricted evening use of light-emitting tablet computers delays self-selected bed\-time and disrupts circadian timing and alertness", Chinoy et al., <Physiology Reports>, 2018
- "The relationship between smartphone overuse and sleep in younger children: a prospec\-tive cohort study", Kim et al., <Journal of Clinical Sleep Medicine>, 2020
- "Blue light from light-emitting diodes elicits a dose-dependent suppression of mela\-tonin in humans", West et al., <Journal of Applied Physiology>, 1985
- "Effect of Light on Circadian Rhythems", NIOSH
- "Melatonin the "light of night" in human biology and adolescent idiopathic scoliosis", Grivas et al., <Scoliosis>, 2007
- "Pineal calcification in Alzheimer's disease: An in vivo study using computed tomogra\-phy", Mahlberg et al., <Neurobiology of Aging>, 2008 / "Pineal gland dysfunction in Alzheimer's disease: relationship with the immune-pineal axis, sleep disturbance, and neurogenesis", Song, <Molecular Neurodegeneration>, 2019

- "Melatonin and its metabolites accumulate in the human epidermis in vivo and inhibit proliferation and tyrosinase activity in epidermal melanocytes in vitro", Kim et al., <Mo\-lecular Cellular Endocrinology>, 2015

- "Induction of maternal behavior in virgin rats after intracerebroventricular administration of oxytocin", Pedersen & Prange, <Proceedings of the National Academy of Sciences USA>, 1979

- "Inhibition of post-partum maternal behaviour in the rat by injecting an oxytocin antagonist into the cerebral ventricles", Leengoed et al., <Journal of Endocrinology>, 1987

- <Biochemical and Biophysical Research Communications>, 2020

- "Postpartum maternal oxytocin release by newborns: effects of infant hand massage and sucking", Uvnas-Moberg et al., <Birth>, 2001

- "Patterns of brain activation when mothers view their own child and dog: An fMRI study", Stoeckel et al., <PLoS ONE>, 2014

- "Oxytocin-gaze positive loop and the coevolution of human-dog bonds", Kikusui et al., <Science>, 2015

- "Massage increases oxytocin and reduces adrenocorticotropin hormone in humans", Morhenn et al., <Alternative Therapies in Health and Medicine>

- "Self-soothing behaviors with particular reference to oxytocin release induced by non-noxious sensory stimulation", Uvanas-Moberg et al., <Frontiers in Psychology>, 2015

젊음은 나이가 아니라
호르몬이 만든다

1판 1쇄 인쇄	2025년 5월 28일
1판 1쇄 발행	2025년 6월 10일

—

지은이	안철우

—

펴낸이	김봉기
출판총괄	임형준
편집	안진숙, 김민정
교정교열	이현정
디자인	유어텍스트
마케팅	선민영, 조혜연, 임정재

—

펴낸곳	FIKA[피카]
주소	서울시 서초구 서초대로 77길 55, 9층
전화	02-3476-6656
팩스	02-6203-0551
홈페이지	https://fikabook.io
이메일	book@fikabook.io
등록	2018년 7월 6일(제2018-000216호)

—

ISBN	979-11-93866-33-7 03510

피카 출판사는 독자 여러분의 아이디어와 원고 투고를 기다리고 있습니다.
책으로 펴내고 싶은 아이디어나 원고가 있으신 분은 이메일 book@fikabook.io로 보내주세요